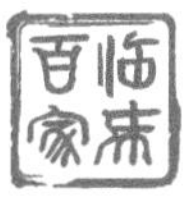

中国医学临床百家 • 病例精解

首都医科大学附属北京地坛医院

感染相关内分泌及肾脏内科疾病病例精解

金荣华 ◎ 总主编

李新刚　向　攀 ◎ 主　编

科学技术文献出版社
SCIENTIFIC AND TECHNICAL DOCUMENTATION PRESS
• 北京 •

图书在版编目（CIP）数据

首都医科大学附属北京地坛医院感染相关内分泌及肾脏内科疾病病例精解 / 李新刚，向攀主编. —北京：科学技术文献出版社，2024.3

ISBN 978-7-5235-1185-5

Ⅰ. ①首… Ⅱ. ①李… ②向… Ⅲ. ①内分泌病—感染—病案 ②肾疾病—感染—病案 Ⅳ. ① R58 ② R692

中国国家版本馆 CIP 数据核字（2024）第 049547 号

首都医科大学附属北京地坛医院感染相关内分泌及肾脏内科疾病病例精解

策划编辑：蔡　霞　　责任编辑：彭　玉　　责任校对：张永霞　　责任出版：张志平

出 版 者	科学技术文献出版社
地　　址	北京市复兴路15号　邮编 100038
编 务 部	(010) 58882938，58882087（传真）
发 行 部	(010) 58882868，58882870（传真）
邮 购 部	(010) 58882873
官方网址	www.stdp.com.cn
发 行 者	科学技术文献出版社发行　全国各地新华书店经销
印 刷 者	北京虎彩文化传播有限公司
版　　次	2024 年 3 月第 1 版　2024 年 3 月第 1 次印刷
开　　本	787×1092　1/16
字　　数	130千
印　　张	12
书　　号	ISBN 978-7-5235-1185-5
定　　价	118.00元

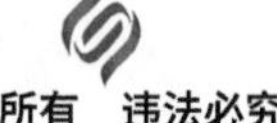

首都医科大学附属北京地坛医院病例精解

编委会

首都医科大学附属北京地坛医院感染相关内分泌及肾脏内科疾病病例精解

编委会

主　编　李新刚　向　攀

副主编　董庆华　胡虹英　曾志立

编　委（按姓氏笔画排序）

王延雪　任雯雯　刘海燕　赵娜新

耿兴花　鹿星梦

秘　书　鹿星梦

主编简介

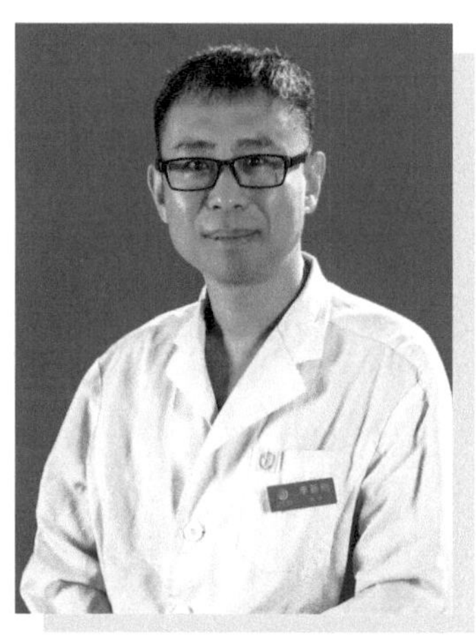

李新刚

医学硕士，主任医师，首都医科大学附属北京地坛医院内分泌科副主任，现任北京内分泌代谢病学会糖尿病专业委员会委员、北京整合医学学会糖尿病学分会委员、北京市朝阳区医学会第十一届学科委员，发表多篇学术论文，参与多项临床科研课题，研究方向为传染性疾病合并内分泌系统疾病的诊治。

主编简介

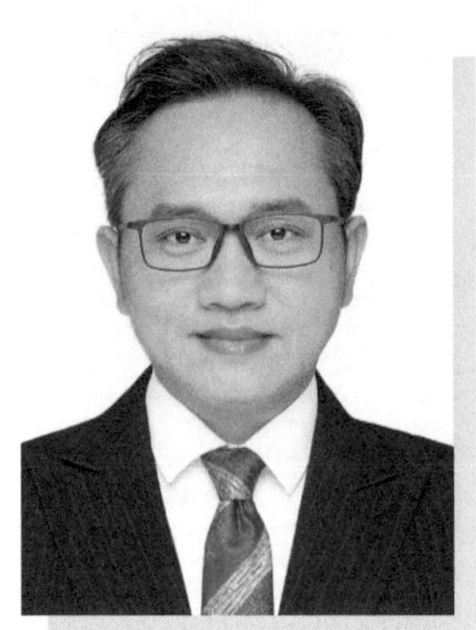

向攀

医学硕士，主任医师，首都医科大学附属北京地坛医院肾脏内科副主任，血液净化中心主任，从事传染病防治及重症医学工作 20 年，2020 年 9 月获“北京市抗击新冠肺炎疫情先进个人”称号。现任北京医师协会血液透析通路专业委员会委员，北京围手术期医学研究会肾脏病与血液净化专业委员会委员，北京中西医结合学会血液净化学专业委员会委员，北京慢性病防治与健康教育研究会中医肾病专业委员会委员，北京市顺义区血液净化质量控制与改进中心副主任委员，中国医疗保健国际交流促进会老年健康医学分会委员。擅长感染性相关疾病的危重症处理及血液净化技术，发表核心期刊及 SCI 收录论文共 20 余篇。

序　言

疾病诊疗过程，如同胚胎发育过程，在临床实践的动态变化中孕育、萌发、生长和长成。这一过程需要逻辑思维和临床推理，充满了趣味和挑战。临床医生必须知道如何依据基础病理生理学知识来优先选择检查项目并评估获得的信息，向患者提供安全、可靠和有效的诊疗。

患者诊疗问题的解决，一方面，离不开医生与患者面对面的沟通交流；另一方面，在以上基础上进行临床推理（涉及可清晰描述的、可识别的和可重复的若干项启发性策略），这一过程包括最初设想的形成、一种或多种假设的产生、问诊策略的进一步扩展或优化，以及适当临床技能的应用，最终找到病症所在。

以案为思，以案促诊。“首都医科大学附属北京地坛医院病例精解”丛书中的每个病例都按照病历摘要、病例分析和病例点评进行编写。读者从中可以了解到在获得病史、体格检查信息后，辅助检查项目和诊断措施在每个病例完整资料库的构建中各自所起的作用和相对的价值。弄清主诉的细节，决定哪些部位和功能需要检查，评估所得到的信息，并决定还需要做些什么。书中也有部分疑难病例给出了大量的病症确诊技术应用实例，而这些技术正是临床医生应该带入临床思维活动中并学会选择的。病例分析和病例点评呈现的是临床医生的逻辑思维与积累的临床经验的融合及应用，也包括新技术的应用和对疾病的新认知，鼓励读者在阅读每个案例后提出自己的逻辑推理，然后与编者的逻辑相比较，以便提升自己的诊疗技能，尽可能避免使用不必要的诊断措施。

“地坛人”与传染病和感染性疾病的斗争历经 76 载风雨，医院由单一的传染病科发展成为集防、治、保、康为一体的大型综合医院，以治疗与感染和传染相关的急、慢性疾病为鲜明特点，在临床诊疗中积累了丰富的病例资源。本丛书各分册编委会结合感染性疾病和本学科疾病谱特点，力争展现在诊疗中如何获得并处理患者信息，正确使用临床诊断技巧，得出合理、可信的诊断结论，制订诊疗计划，关注患者结局，提升患者就医体验和减轻患者疾病负担。以丛书形式出版旨在体现临床学科特点，与广大同人分享宝贵经验，拓展临床思维，提升诊疗水平，惠及更多的患者。

本丛书的编写凝聚了首都医科大学附属北京地坛医院专家们的智慧，得到了密切合作的兄弟医院专家们的大力支持与帮助，在此表示衷心的感谢。由于近年来工程科学与计算和信息科学进一步结合，推动了生命科学和生物技术的发展，新技术、新材料、新方法不断涌现，加之临床思维又是一个不断精进的过程，而我们也受知识所限，书中若有不足之处，诚望同人批评指正。

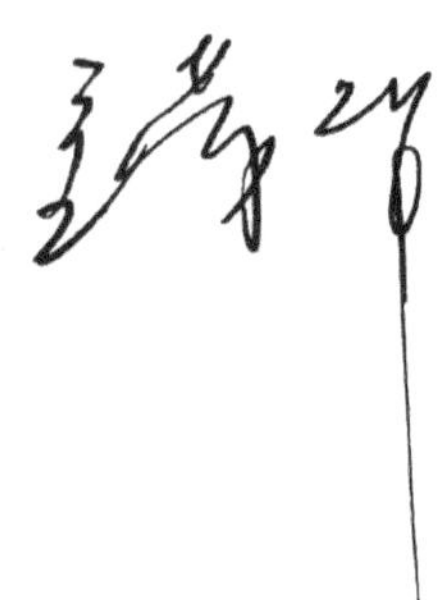

2023 年 12 月于北京

前　言

首都医科大学附属北京地坛医院（以下简称“地坛医院”）是一家以感染性疾病诊治为特色的三级甲等综合医院，其学科建设逐步完善和发展，内分泌科和肾脏内科就是在这样的背景下逐渐成长并发展起来的。随着生活方式的改变以及国际交流的日益增多，人类命运共同体面临感染性疾病带来的风险前所未有，新型冠状病毒感染影响了整个世界，必将带来世界范围内关于感染性疾病预防治疗体系的变革。

感染性疾病可引起内分泌代谢紊乱，导致下丘脑、垂体、甲状腺、肾上腺等内分泌腺体出现功能改变，而内分泌代谢紊乱又可伴随或促发某些感染性疾病。新型冠状病毒感染肺炎（COVID-19）疫情全球大流行期间，研究发现新型冠状病毒（SARS-CoV-2）感染可以直接或间接引起内分泌系统异常，包括下丘脑功能障碍、垂体前叶功能不全、肾上腺或睾丸功能衰退、胰腺β细胞障碍、甲状腺与甲状旁腺功能紊乱。研究提示血糖和新型冠状病毒感染合并糖尿病患者的预后相关，血糖控制不佳的患者预后不佳，而且 SARS-CoV-2 可以破坏胰岛 β 细胞，使胰岛素分泌减少，从而导致新发糖尿病。研究提示新型冠状病毒感染者康复后，患上糖尿病的风险相比未感染者增加 40%。

细菌、病毒、真菌及寄生虫等可通过直接感染或者间接因素影响肾脏功能，感染相关肾脏疾病的发病机制是复杂的，更多的是感染导致全身多器官损害的肾脏表现。感染相关的肾脏损害可表现为急性肾损伤（acute kidney injury，AKI）、急进性肾小球肾炎、急慢性肾小球肾炎、肾病综合征、急慢性肾间质性肾炎、肾小管肾炎等各种类型。感染有关的 AKI 可发生在无肾脏基础疾病的人群中，也可以在慢性肾脏病（chronic kidney disease，CKD）的人群中出现，并导致 CKD 患者肾脏功能快速进展。抗微生物药物是治疗感染性疾病的有力武器，并且是某些感染相关肾脏疾病的最佳选择，然而临床上，抗微生物药物的广泛使用和耐药微生物的出现，使得药物相关的肾脏损伤有时是某些肾脏疾病的唯一因素或加重的重要原因。疫苗是终结传染病的最终武器，疫苗能否诱发肾脏疾病或导致肾脏疾病复发，目前仍不清楚。

在这本《首都医科大学附属北京地坛医院感染相关内分泌及肾脏内科疾病病例精解》中，我们从医院收治的海量病例中挑选了感染相关的内分泌及肾脏疾病病例，和广大医学同道分享交流，希望能够把我们对感染相关的内分泌及肾脏疾病的关注和思考带给大家。HBV、HCV、HIV 等病毒感染可导致不同病理类型的肾脏损害，肝病、获得性免疫缺陷综合征等患者常继发血糖及骨代谢等内分泌代谢紊乱。布鲁菌、梅毒螺旋体、疟原虫、汉坦病毒、流感病毒、SARS-CoV-2 等病原体不仅可以直接损害靶器官，还可以通过免疫反应导致内分泌、肾脏等异常。

地坛医院内分泌和肾脏疾病诊疗团队是一个朝气蓬勃的年轻集体，大家倾其所有，认真收集，查阅文献，分析总结每一个典型病例。在此，感谢每一位编委的付出，感谢地坛医院各级领导的关怀和殷殷期望。对于书中可能出现的纰漏，我们愿意接受读者和同道的批评和指正，期望再版时日臻完善，从而为地坛医院“专科特色、综合发展”的学科发展模式贡献力量，为罹患感染相关的内分泌及肾脏疾病患者带来福音。

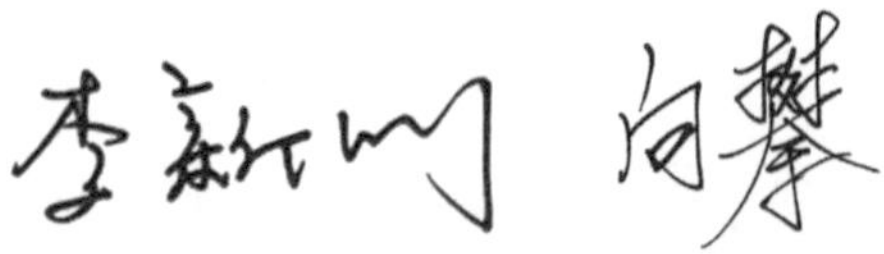

目录

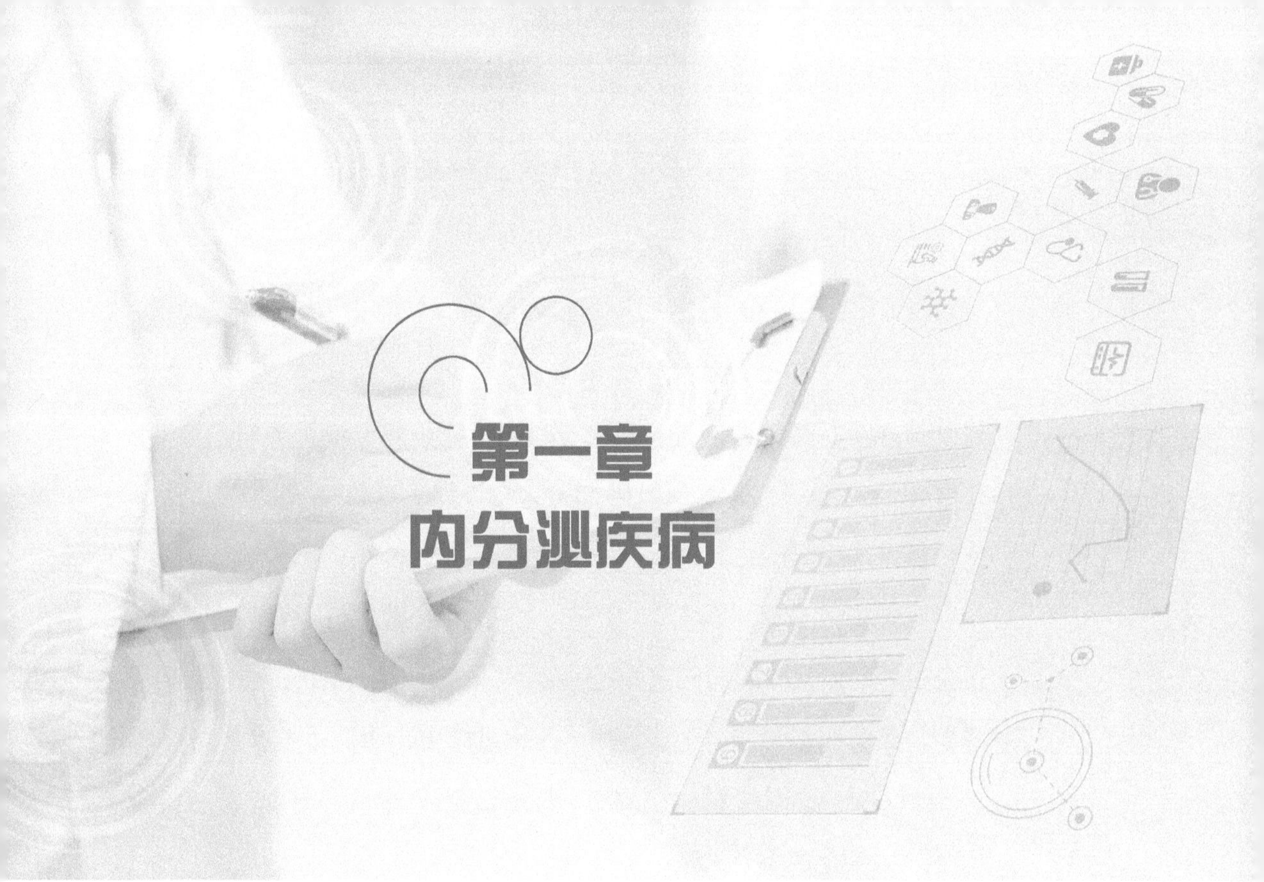

第一章 内分泌疾病

病例 1　新型冠状病毒感染合并 2 型糖尿病

病历摘要

【基本信息】

患者男性，68 岁，主因“发热 1 天”入院。

现病史：患者入院前 1 天出现发热，当时测体温 37.8 ℃，伴咳嗽，偶有咳痰，为白色黏痰，无喘憋，无恶心、呕吐，无腹痛、腹泻，无肌肉酸痛，当时嘱其多饮水。今日就诊外院查胸部 CT 提示

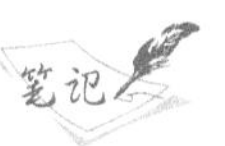

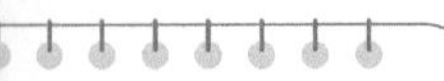
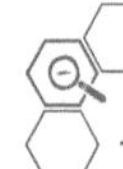

双肺散在片状、斑片状高密度影，左肺著，新型冠状病毒核酸检测阳性，遂以“新型冠状病毒感染普通型”收入院治疗。患者自发病以来神志清，精神弱，进食尚可，睡眠不佳。病程中无头痛、头晕，无肢体活动不利，无意识障碍，无味觉、嗅觉改变，大小便大致正常，体重无明显变化。

既往史：高血压病史 20 余年，平时口服药物降压治疗，自诉血压控制好。2 型糖尿病病史 20 余年，平时使用胰岛素联合口服药物降糖，血糖控制欠佳。否认食物、药物过敏史，否认手术、外伤史。

个人史：否认吸烟、饮酒史，已婚已育。

【体格检查】

体温 37.7 ℃，脉搏 90 次 / 分，血压 128/81 mmHg，呼吸 20 次 / 分，身高 168 cm，体重 75 kg，BMI 26.57 kg/m^2。神志清楚，精神尚可，查体合作。双肺呼吸音粗，未闻及干湿啰音。心界不大，心率 90 次 / 分，心律齐，未闻及心脏杂音。腹软，无压痛、反跳痛，肝脾肋下未触及。双下肢不肿，四肢肌力 5 级，病理征阴性。

【辅助检查】

血常规：WBC 3.42×10^9/L，NE# 1.88×10^9/L，NE% 62.7%，LY# 0.93×10^9/L，LY% 26.7%。

电解质 + 肾功能 + 血糖：K^+ 4.81 mmol/L，Na^+ 128.8 mmol/L，GLU 27.6 mmol/L，UREA 8.94 mmol/L，CERA 108 μmol/L，eGFR 61.5 mL/（min · 1.73 m^2）。

糖化血红蛋白：15.1%。

空腹 C 肽 + 胰岛素：C-P 0.55 ng/mL，INS 17.09 μU/mL。

肝功能：ALT 44.7 U/L，AST 48.8 U/L，TBIL 12.6 μmol/L，DBIL 5.8 μmol/L，TP 83.4 g/L，ALB 48.6 g/L。

CRP：366.2 mg/L。

新型冠状病毒核酸：*ORF* 基因为 24.09，*N* 基因为 19.9（达安试剂）。

新型冠状病毒抗体：IgM 16.28 S/CO，IgG 396.84 S/CO（≤ 0.79 S/CO 阴性，0.8 ～ 1.2 S/CO 可疑阳性，≥ 1.21 S/CO 阳性）。

胸部 CT：双肺见散在片状、斑片状高密度影，左肺著（图 1-1）。

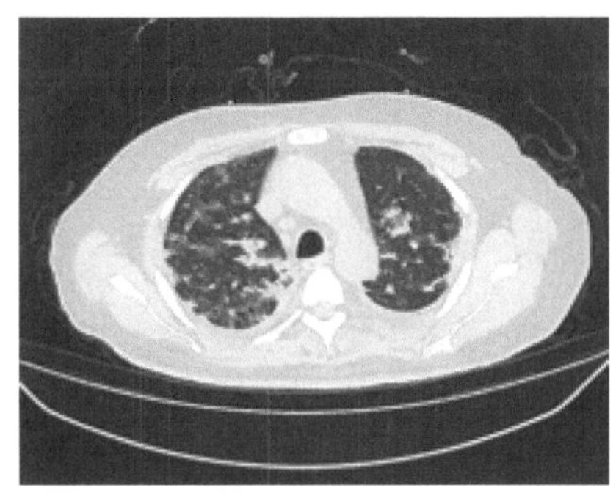

图 1-1　胸部 CT

【诊断及诊断依据】

诊断：新型冠状病毒感染普通型，2 型糖尿病，高血压。

诊断依据：①患者为男性，68 岁，有新型冠状病毒感染疫区活动史，临床表现为发热伴咳嗽、咳痰，新型冠状病毒核酸检测阳性，胸部 CT 示双肺散在片状、斑片状高密度影，根据《新型冠状病毒肺炎诊疗方案（试行第八版）》的诊断标准，诊断为新型冠状病毒感染普通型。②根据既往病史，2 型糖尿病、高血压诊断明确。

【治疗经过】

入院后患者持续高热，伴咳嗽、咳痰、呼吸困难，先后给予经鼻高流量氧疗、俯卧位通气治疗，但患者氧合指数进行性下降，病情加重，入院第 4 天转入 ICU 治疗，转入后予以气管插管呼吸机辅助通气，订正诊断为新型冠状病毒感染危重型，同时予以抗感染、

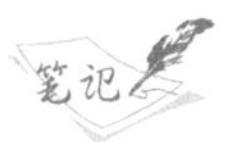

胰岛素降糖及对症支持治疗，治疗过程中血糖高，胰岛功能恶化（表 1-1），予以胰岛素强化治疗，综合治疗后患者病情逐步平稳（图 1-2），拔除气管插管，逐步降低呼吸支持条件，过渡为鼻导管吸氧后转回普通病房继续治疗，病情平稳后出院。

表 1-1　胰岛 β 细胞功能

日期	血糖（mmol/L）	胰岛素（μU/mL）	C 肽（ng/mL）
2021-10-24	23.47	17.09	0.55
2021-11-26	8.51	7.01	3.89

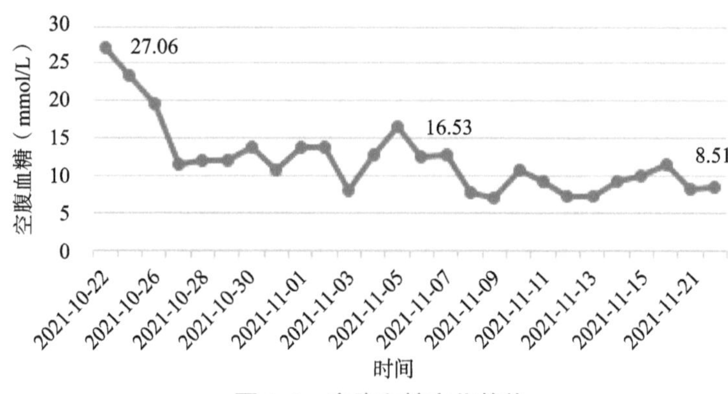

图 1-2　空腹血糖变化趋势

【随访】

患者出院后 2 周、4 周复诊，均无不适主诉，活动耐量好，复查胸部 CT 均提示双肺病变较前吸收、好转，血糖控制好，复查糖化血红蛋白 5.9%（图 1-3）。

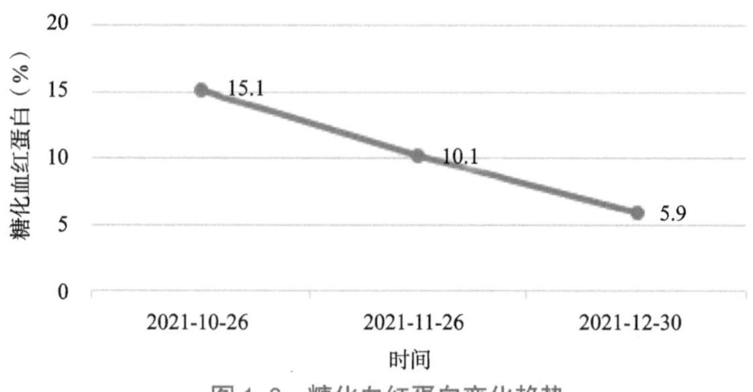

图 1-3　糖化血红蛋白变化趋势

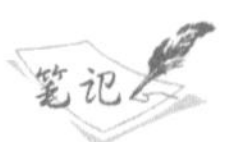

病例分析

新型冠状病毒肺炎是由 SARS-CoV-2 引起的急性传染病。研究表明，ACE2 是 SARS-CoV-2 进入宿主细胞的公认受体。ACE2 mRNA 在几种内分泌腺中表达，包括胰腺、甲状腺、卵巢和睾丸。越来越多的证据表明，新型冠状病毒感染使患者内分泌系统功能特别容易受到破坏和改变，而且有研究提示血糖与新型冠状病毒感染合并糖尿病患者的预后相关，血糖控制不佳的患者预后差。

本例患者入院后病情进行性加重，由普通型进展为危重型，同时伴有胰岛功能恶化导致的血糖升高，治疗后患者病情逐步平稳，此时胰岛功能也逐步恢复，血糖趋于平稳，考虑随着患者新型冠状病毒感染病情的控制，SARS-CoV-2 对胰腺的损伤也得到遏制，胰岛功能得以好转。

病例点评

有研究提示糖尿病是 COVID-19 患者容易合并的基础疾病，其在 COVID-19 患者中的患病率为 7% ～ 21%，且合并糖尿病或高血糖的 COVID-19 患者更容易进展为重型或危重型，甚至有更高的病死率。此外，SARS-CoV-2 可以通过 ACE2 受体侵犯胰腺，导致血糖升高，从而使 COVID-19 和糖尿病相互作用并形成恶性循环。该患者既往 2 型糖尿病诊断明确，入院后查糖化血红蛋白 15.1%，提示血糖控制不佳，入院后病情逐步进展，新型冠状病毒感染危重型诊断明确，转入 ICU 予以气管插管呼吸机辅助通气等治疗，同时予以胰岛素控制血糖，治疗后患者病情平稳，血糖逐步好转。出院后

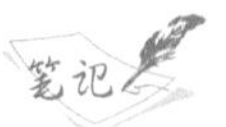

随访血糖控制尚可，亦提示新型冠状病毒感染和血糖可能存在相互影响。

【参考文献】

1. BODE B，GARRETT V，MESSLER J，et al. Glycemic characteristics and clinical outcomes of COVID-19 patients hospitalized in the United States. J Diabetes Sci Technol，2020，14（4）：813-821.
2. KUMAR A，ARORA A，SHARMA P，et al. Is diabetes mellitus associated with mortality and severity of COVID-19？ A meta-analysis. Diabetes Metab Syndr，2020，14（4）：535-545.
3. 中华人民共和国国家卫生健康委员会 . 新型冠状病毒肺炎诊疗方案（试行第八版）. 中华临床感染病杂志，2020，13（5）：321-328.

（鹿星梦　整理）

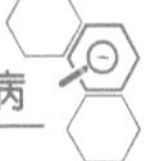

病例 2　新型冠状病毒感染合并新发 2 型糖尿病

病历摘要

【基本信息】

患者男性，46 岁，主因“干咳 2 天”入院。

现病史：患者 2 天前出现干咳，无发热，无恶心、呕吐，无腹痛、腹泻，查新型冠状病毒核酸回报 *ORF* 基因为 32.60、*N* 基因为 38.82（达安试剂），*ORF* 基因为 32.42、*N* 基因为 25.95（卓成试剂）；胸部 CT 示右肺下叶感染性病变，符合病毒性肺炎，建议治疗后复查，遂以“新型冠状病毒感染普通型”收入院。自发病以来，患者神志清，精神可，饮食、睡眠好，无畏寒、流涕、肌肉酸痛，无呼吸困难，无味觉、嗅觉改变，大小便正常，体力及体重较前无动态变化。

既往史：高血压病史 1 年，平时未规律服药，自诉监测血压 150/100 mmHg。否认冠心病、糖尿病病史。否认食物、药物过敏史，否认手术、外伤史。

个人史：否认吸烟、饮酒史，已婚已育。

【体格检查】

体温 37 ℃，脉搏 105 次 / 分，血压 160/109 mmHg，呼吸 19 次 / 分。身高 175 cm，体重 87 kg，BMI 28.41 kg/m^2。神志清，精神可，查体合作。双肺呼吸音清，未闻及干湿啰音。心界不大，心率 105 次 / 分，心律齐，未闻及心脏杂音。腹软，无压痛、反跳痛，肝脾肋下未触及，双下肢不肿，四肢肌力、肌张力正常。

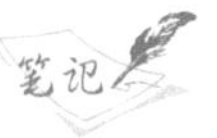

【辅助检查】

血常规：WBC 3.87×10^9/L，NE% 71.3%，NE# 2.76×10^9/L，LY% 19.60%，LY# 0.76×10^9/L，RBC 5.81×10^{12}/L，HGB 173 g/L，PLT 143×10^9/L。

电解质 + 肾功能 + 血糖：K^+ 4.3 mmol/L，GLU 11.4 mmol/L，UREA 3.9 mmol/L，CERA 235 μmol/L，eGFR 114 mL/（min · 1.73 m^2）。

糖化血红蛋白：8.5%。

空腹 C 肽 + 胰岛素：C-P 5.99 ng/mL，INS 15.09 μU/mL。

肝功能：ALT 62.3 U/L，AST 32.5 U/L，TBIL 14.6 μmol/L，DBIL 5.2 μmol/L，TP 72.2 g/L，ALB 41.5 g/L。

甲状腺功能：TSH 4.47 μIU/mL，TT3 1.29 ng/mL，TT4 9.93 μg/dL，FT3 2.97 pg/mL，FT4 1.05 ng/dL。

新型冠状病毒 RNA：*ORF* 基因为 32.27，*N* 基因为 29.15（达安试剂）。

新型冠状病毒抗体：IgM 0.03 S/CO，IgG 16.92 S/CO（≤ 0.79 S/CO 阴性，0.8 ～ 1.2 S/CO 可疑阳性，≥ 1.21 S/CO 阳性）。

胸部 CT：右肺下叶感染性病变，符合病毒性肺炎改变（图 2-1）。

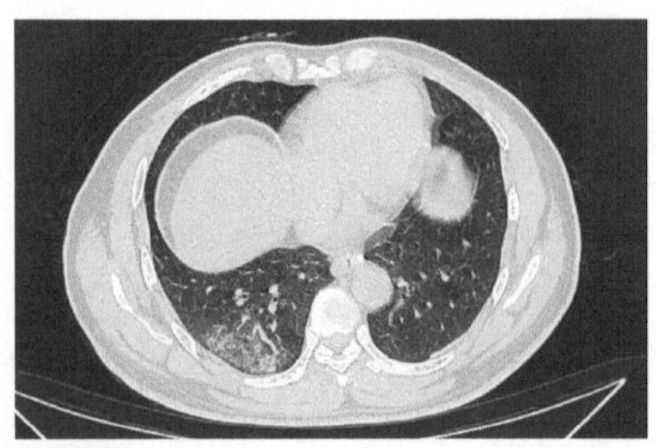

图 2-1　胸部 CT

【诊断及诊断依据】

诊断：新型冠状病毒感染普通型，2 型糖尿病，高血压。

诊断依据：①患者男性，46 岁，与新型冠状病毒感染患者有密切接触史，临床表现为干咳，入院前查新型冠状病毒核酸回报阳性，新型冠状病毒感染诊断明确，入院后查胸部 CT 提示右肺下叶感染性病变，符合病毒性肺炎改变，根据《新型冠状病毒肺炎诊疗方案（试行第八版）》的诊断标准，诊断为新型冠状病毒感染普通型。②患者隐匿起病，目前暂无多饮、多尿、口干、易饥多食等典型症状，但入院后查 GLU 11.4 mmol/L，糖化血红蛋白 8.5%，监测血糖亦提示餐后 2 小时血糖 ≥ 11.1 mmol/L，考虑糖尿病诊断明确。分型方面：患者体形偏胖，无酮症倾向，有高血压等代谢综合征，无肢端肥大症、甲状腺功能亢进症、皮质醇增多症等临床表现，结合空腹 C 肽和胰岛素结果，考虑分型为 2 型。③根据既往病史，高血压诊断明确。

【治疗经过】

入院后给予抗病毒及降压对症治疗，监测血压。糖尿病方面予以达格列净联合二甲双胍降糖治疗，监测血糖变化，降糖治疗后患者血糖平稳下降（图 2-2），治疗 1 周后空腹血糖为 6 ～ 7 mmol/L，餐后 2 小时血糖为 7.8 ～ 10.9 mmol/L。

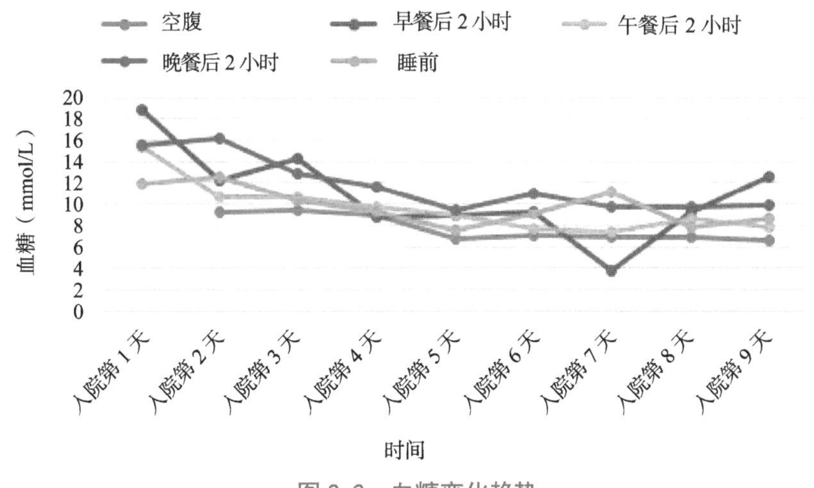

图 2-2　血糖变化趋势

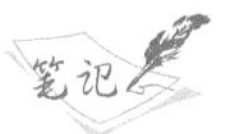

【随访】

出院后 2 周门诊复查空腹血糖为 6.85 mmol/L，嘱其规律服药，监测血糖，眼科就诊完善眼底病变评估。

病例分析

SARS-CoV-2 与 ACE2 受体结合后可以在关键代谢器官和组织表达，包括胰岛 β 细胞、脂肪组织、小肠和肾脏。因此，SARS-CoV-2 可能导致葡萄糖代谢的多态性，从而使原有糖尿病的病理生理学机制复杂化，甚至导致新的发病机制。

本例患者否认糖尿病病史，且近期无多尿、多饮、多食及体重下降等典型症状，入院完善检查后 2 型糖尿病诊断明确。治疗上考虑患者为新发初治，合并肥胖及高血压，根据《中国 2 型糖尿病防治指南（2020 年版）》可予以有明确心血管获益的药物，包括 GLP-1 受体激动剂或 SGLT-2 抑制剂。本例患者选用了 SGLT-2 抑制剂达格列净，同时联合了二甲双胍进行糖尿病治疗。二甲双胍目前仍为糖尿病治疗的一线口服药物，且有研究指出其可有效降低重症新型冠状病毒感染的风险，且在该研究预先确定的次要终点的分析中，发现其能够使因新型冠状病毒感染导致的急诊、住院或死亡风险降低超过 40%。

病例点评

患者入院后结合流行病学史、辅助检查明确诊断为新型冠状病毒感染普通型，治疗上予以抗病毒治疗。此外，患者入院后查 GLU

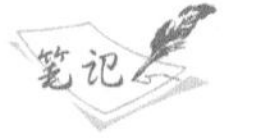

11.4 mmol/L，糖化血红蛋白 8.5%，但否认多尿、多饮、易饥多食等典型症状，结合其发病特点，存在肥胖、高血压，2 型糖尿病诊断明确。治疗上由于患者存在动脉粥样硬化性心血管疾病高危因素，选用二甲双胍和达格列净作为初始治疗方案，降糖效果好，出院后仍维持原降糖方案。研究显示 ACE2 是 SARS-CoV-2 进入宿主细胞的公认受体，TMPRSS2（跨膜丝氨酸蛋白酶 2）是一种已知可切割 ACE2 和冠状病毒刺突蛋白的细胞表面蛋白酶，TMPRSS2 酶活性是肺细胞 SARS-CoV-2 感染的必要条件。内分泌系统不仅拥有必需的 ACE2 受体，而且还拥有提供新型冠状病毒体细胞通路所必需的 TMPRSS2 蛋白。越来越多的证据表明，由于新型冠状病毒感染，内分泌系统功能特别容易受到破坏和改变。

【参考文献】

1. RUBINO F，AMIEL S A，ZIMMET P，et al. New-onset diabetes in COVID-19. N Engl J Med，2020，383（8）：789-790.
2. BRAMANTE C T，HULING J D，TIGNANELLI C J，et al. Randomized trial of metformin，ivermectin，and fluvoxamine for COVID-19. N Engl J Med，2022，387（7）：599-610.
3. CLARKE S A，ABBARA A，DHILLO W S. Impact of COVID-19 on the endocrine system：a mini-review. Endocrinology，2022，163（1）：bqab203.

（鹿星梦　整理）

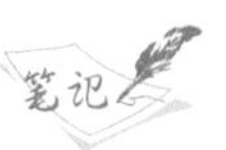

病例 3　新型冠状病毒感染合并低钾血症

病历摘要

【基本信息】

患者女性，82 岁，主因“发热伴咳嗽 1 天”入院。

现病史：患者 1 天前出现发热，体温最高达 38 ℃，伴全身肌肉酸痛，伴干咳，无咳痰，略有咽痛、流涕、乏力，无胸痛、胸闷，无呼吸困难，无腹痛、腹泻，无恶心、呕吐，无尿频、尿急、尿痛，自行口服“感冒清热颗粒及氨酚伪麻美芬片Ⅱ / 氨麻苯美片”后症状有好转。入院当天新型冠状病毒核酸初筛阳性，昌平区疾病预防控制中心复核阳性（卓诚试剂：*ORF* 基因 31.7，*N* 基因 33.35；达安试剂：*ORF* 基因 29.99，*N* 基因 32.94），遂入院治疗。患者自发病以来，神志清楚，精神欠佳，进食欠佳，睡眠可，大便干燥，小便如常，体重未监测。

既往史：冠心病病史 20 余年、经皮冠脉介入术（PCI）后，目前口服药物二级预防及对症治疗。焦虑症病史，目前口服草酸艾司西酞普兰片治疗。2016 年行右侧乳腺癌切除术，曾应用阿那曲唑治疗。否认高血压、糖尿病病史。对磺胺类药物过敏，否认外伤史。

个人史：否认吸烟、饮酒史，已婚已育。

【体格检查】

体温 36 ℃，脉搏 80 次 / 分，血压 136/68 mmHg，呼吸 20 次 / 分。身高 150 cm，体重 45 kg，BMI 28.41 kg/m^2。神志清楚，精神不振、轮椅推入病房。甲状腺不大，未触及结节。双肺呼吸音清，未闻及干湿啰音。心界不大，心率 80 次 / 分，心律齐，各瓣膜区未闻及心

脏杂音。腹软，无压痛、反跳痛，肝脾肋下未触及。肠鸣音 3 次/分。双下肢不肿。

【辅助检查】

血常规：WBC 4.44 × 10^9/L，NE% 61.3%，NE# 2.72 × 10^9/L，LY% 27.9%，LY# 1.24 × 10^9/L，RBC 4.16 × 10^{12}/L，HGB 125 g/L，PLT 162 × 10^9/L。

电解质 + 肾功能 + 血糖：K^+ 2.21 mmol/L，Na^+ 141.4 mmol/L，Cl^- 102.8 mmol/L，GLU 3.98 mmol/L，UREA 3.99 mmol/L，CERA 75.9 μmol/L，eGFR 63.5 mL/（min · 1.73 m^2）。

糖化血红蛋白：6%。

肝功能：ALT 9.7 U/L，AST 22.2 U/L，TBIL 9.6 μmol/L，DBIL 3.0 μmol/L，TP 73.1 g/L，ALB 40.6 g/L。

甲状腺功能：TSH 0.23 μIU/mL，TT3 0.6 ng/mL，TT4 8.6 μg/dL，FT3 2.05 pg/mL，FT4 1.04 ng/dL。

新型冠状病毒 RNA：*ORF* 基因为 18.0，*N* 基因为 15.9（达安试剂）。

新型冠状病毒抗体：IgM 0.08 S/CO，IgG 0.04 S/CO（≤ 0.79 S/CO 阴性，0.8 ～ 1.2 S/CO 可疑阳性，≥ 1.21 S/CO 阳性）。

胸部 CT（图 3-1）：①双肺下叶胸膜下磨玻璃密度影，建议短期内复查。②左肺上叶环形磨玻璃微结节，3 ～ 6 个月复查。

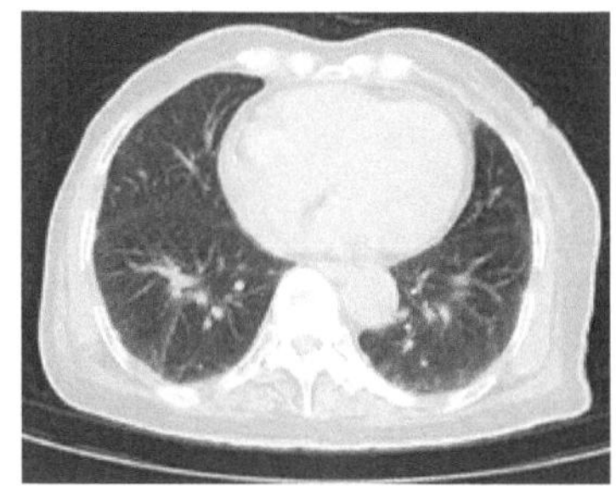
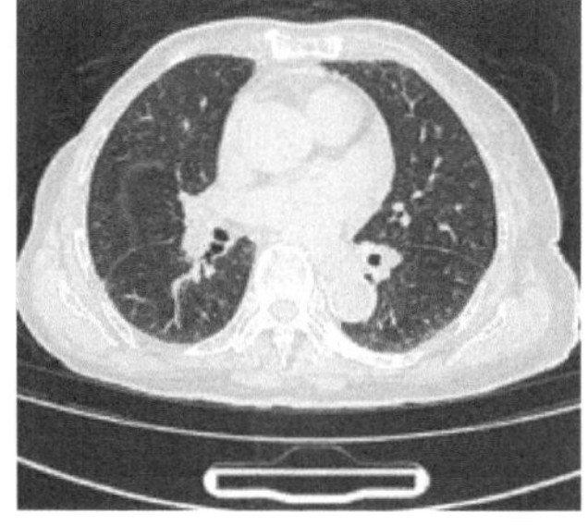

图 3-1 胸部 CT

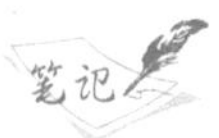

【诊断及诊断依据】

诊断：新型冠状病毒感染轻型，低钾血症，冠心病，PCI 术后，心功能Ⅱ级，焦虑症，乳腺癌术后。

诊断依据：①患者为 82 岁女性，居住小区同单元有新型冠状病毒感染确诊病例，临床表现为发热伴干咳，入院前查新型冠状病毒核酸回报阳性，新型冠状病毒感染诊断明确。入院后查胸部 CT 提示未见新型冠状病毒感染典型影像学改变，根据《新型冠状病毒肺炎诊疗方案（试行第八版）》的诊断标准，诊断为新型冠状病毒感染轻型。②患者入院后查血钾 2.21 mmol/L，重度低钾血症诊断明确。③冠心病、焦虑症、乳腺癌术后根据既往病史诊断明确。

【治疗经过】

入院后给予抗病毒、对症及冠心病二级预防治疗。此外，患者入院后诊断为重度低钾血症，给予静脉输入氯化钾注射液 + 口服枸橼酸钾颗粒、氯化钾缓释片积极补钾治疗，根据患者的生理需要量、累计损失量进行计算，入院 24 小时内共补钾 177.39 mmol/L，治疗后复查血钾 3.95 mmol/L（图 3-2）。

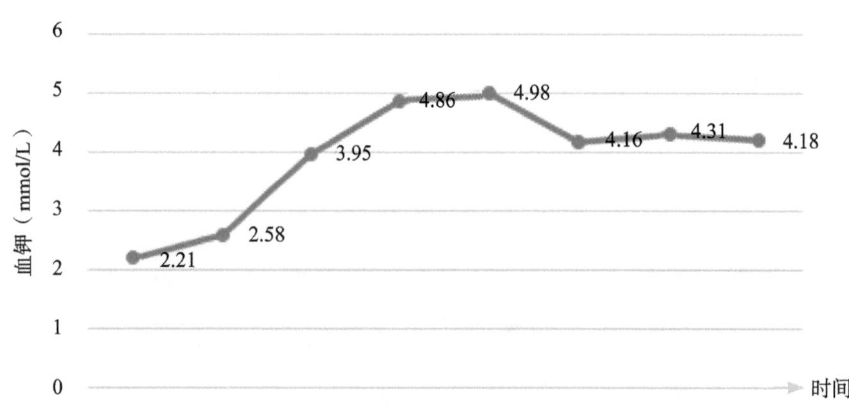

图 3-2 血钾变化趋势

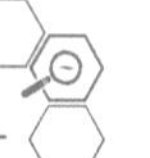

【随访】

患者血钾恢复正常后仍继续予以枸橼酸钾颗粒补钾对症治疗，随着新型冠状病毒核酸 CT 值逐步升高，患者血钾水平亦逐步平稳，未再发生低血钾。

病例分析

低钾血症的病因较为复杂，临床常见的病因是排钾过多、转移性低钾血症等。低钾血症是新型冠状病毒感染患者常见的电解质紊乱，严重的低钾血症可以引起新型冠状病毒感染患者出现致命性心律失常，因此获得了广泛关注。新型冠状病毒感染患者发生低钾血症的可能原因是 SARS-CoV-2 感染可能会导致肾素－血管紧张素－醛固酮系统（RAAS）过度激活、胃肠道失钾、继发性厌食症。

低钾血症的治疗关键在于去除病因和补钾治疗，停用引起低钾的药物，纠正低镁血症及其他电解质紊乱，纠正碱中毒，同时积极补钾。根据低钾血症的严重程度决定补钾的途径与速度。静脉补钾时需要注意：控制补钾浓度，通常补钾浓度以 0.02 ～ 0.04 mol/L 为宜；见尿补钾，注意及时复查血钾。本例患者经积极补钾治疗后血钾逐步恢复正常。

病例点评

本例患者新型冠状病毒感染轻型诊断明确，入院后查血钾为 2.21 mmol/L，重度低钾血症诊断明确。在新型冠状病毒感染患者的病例报道中电解质紊乱是最常见的，而且血钾水平可能与新型冠状

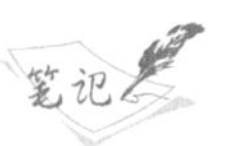

病毒感染患者不良预后相关，总样本量为1415名患者的汇总分析提示COVID-19重症患者的血清钾水平显著较低。胃肠道失钾是低钾血症常见的原因，但一项队列研究数据结果不支持胃肠道症状在低钾血症发展中的作用，目前新型冠状病毒感染患者发生低钾血症的机制还未完全阐明，低钾血症可能与ACE2受体活性降低有关。SARS-CoV-2通过ACE2感染宿主细胞，感染过程促进ACE2消耗及肾素－血管紧张素系统和ACE2/Ang（1-7）轴的失衡，导致血管紧张素Ⅱ水平显著升高。这些变化将促进血管收缩和促炎、促纤维化作用，并导致钠和水的重吸收增加，从而增加血压和增大钾的排泄。低钾血症可能导致心肌功能障碍、室性心律失常和呼吸功能障碍，然而其对COVID-19患者心肌和呼吸功能的影响尚不清楚，目前缺乏SARS-CoV-2感染人类心脏并降低ACE2表达的直接证据，需要进一步的研究。治疗方面要积极纠正低钾血症，补钾过程中要兼顾基础需要量和累计损失量，同时还要监测尿量的变化。

【参考文献】

1. ALFANO G，FERRARI A，FONTANA F，et al. Hypokalemia in patients with COVID-19. Clin Exp Nephrol，2021，25（4）：401-409.
2. MANDAL A K，KHO J，METAXA S，et al. COVID-19 and hypokalaemia：a potential mechanism. Ann Clin Biochem，2021，58（3）：259-260.
3. MORENO-P O，LEON-RAMIREZ J M，FUERTES-KENNEALLY L，et al. Hypokalemia as a sensitive biomarker of disease severity and the requirement for invasive mechanical ventilation requirement in COVID-19 pneumonia：a case series of 306 Mediterranean patients. Int J Infect Dis，2020，100：449-454.

（鹿星梦　整理）

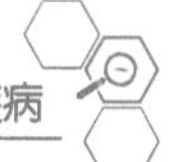

病例 4　获得性免疫缺陷综合征合并甲状腺功能亢进症

病历摘要

【基本信息】

患者男性，36 岁，主因“心悸、乏力、手抖 3 个月，加重伴四肢无力 11 小时”入院。

现病史：患者于 3 个月前出现心悸、乏力、手抖，无胸痛、胸闷、憋气、黑蒙，无发热、咳嗽、咳痰，无腹痛、腹泻，无明显体重下降。未重视，未诊治。2 周前开始咳黄痰，无发热，未治疗。4 天前心悸加重，伴胸闷、乏力。1 天前就诊于外院，心电图示窦性心动过速，未特殊处理。11 小时前心悸、胸闷症状加重，伴四肢无力，不能直立行走。就诊于我院急诊，化验血钾 1.23 mmol/L，WBC 12.83×10^9/L，NE% 77.01%，心电图示室性心动过速，血压正常，给予同步电复律、静脉推注及泵入胺碘酮治疗，后转为窦性心律，同时静脉及口服补钾治疗。患者心悸、乏力有所好转，收入病房。患者自发病以来神志清，精神弱，进食尚可，睡眠不佳。3 天前腹泻，排黄稀便 2 次，量不多，后大便自行恢复正常。近 1 周口渴、多饮、尿量多（具体不详），体重无明显变化。

既往史：2 年余前因反复发热，化验抗 HIV 确证试验阳性，$CD4^+$T 淋巴细胞 22/μL，诊断为获得性免疫缺陷综合征，外院开始抗病毒治疗，方案为替诺福韦 + 拉米夫定 + 依非韦伦，规律服药。

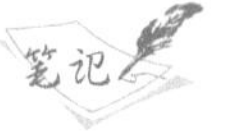

否认高血压、糖尿病、冠心病病史，否认其他传染病病史，否认食物、药物过敏史，否认手术、外伤史。否认家族遗传病或类似疾病病史。

个人史：否认吸烟、饮酒史，未婚。

【体格检查】

体温37.2 ℃，脉搏120次/分，血压126/84 mmHg，呼吸25次/分。神志清，精神弱。全身皮肤黏膜无黄染。手颤（+），无突眼，甲状腺Ⅰ度肿大，质中，无压痛，未触及震颤或闻及血管杂音。双肺呼吸音粗，未闻及干湿啰音。心界不大，心率120次/分，心律齐，未闻及心脏杂音。腹软，无压痛、反跳痛，肝脾肋下未触及。肠鸣音4次/分。双下肢不肿。四肢肌力4级，肌张力减弱，病理征阴性。

【辅助检查】

血常规：WBC 12.83 × 10^9/L，NE% 77.01%，NE# 9.87 × 10^9/L，LY% 15.12%，RBC 5.21 × 10^{12}/L，HGB 154 g/L，PLT 263 × 10^9/L。

电解质 + 肾功能：钾 1.23 mmol/L，钠 141.6 mmol/L，氯 104.9 mmol/L，钙 2.42 mmol/L，镁 1.00 mmol/L，磷 0.13 mmol/L，尿素 5.48 mmol/L，肌酐 51 μmol/L，葡萄糖 9.54 mmol/L，二氧化碳 12.6 mmol/L，尿酸 388 μmol/L。

肝功能：ALT 66.5 U/L，AST 26.4 U/L，TBIL 9.9 μmol/L，DBIL 5.1 μmol/L，TP 69.5 g/L，ALB 44.6 g/L。

CRP：6.7 mg/L。

$CD4^+$T 淋巴细胞 315/μL，HIV RNA 测不出。

甲状腺功能：TSH 0 μIU/mL，TT3 2.20 ng/mL，TT4 16.59 μg/dL，FT3 7.52 pg/mL，FT4 3.08 ng/dL。

甲状腺自身抗体：甲状腺过氧化物酶抗体（TPOAb）22.46 IU/mL，

甲状腺球蛋白抗体（TgAb）阴性，促甲状腺激素受体抗体（TRAb）8.45 IU/L。

甲状腺超声：甲状腺左叶厚径 20 mm，右叶厚径 19 mm，峡部厚径 5 mm，甲状腺实质回声减低、欠均匀，CDFI 示甲状腺内血流丰富，呈火海征。

胸部 CT：双肺下叶感染性病变，甲状腺体积增大。

【诊断及诊断依据】

诊断：甲状腺功能亢进症，格雷夫斯病，甲亢性周期性麻痹，低钾血症，室性心动过速，窦性心动过速，获得性免疫缺陷综合征，肺部感染，肝功能损伤。

诊断依据：①患者有甲状腺功能亢进相关高代谢症状，如心悸、乏力、手抖、失眠，查体见心率快，甲状腺肿大，化验甲状腺功能显示甲状腺激素升高，TSH 降低，促甲状腺激素受体抗体阳性，甲状腺超声符合甲状腺功能亢进表现，故诊断甲状腺功能亢进症成立，病因为格雷夫斯病；②患者为亚洲青年男性，甲状腺功能亢进症、格雷夫斯病诊断明确，突发四肢无力，化验结果显示重度低钾血症，考虑为甲亢性周期性麻痹；③根据血电解质化验结果、心电图，诊断低钾血症、室性心动过速、窦性心动过速明确；④根据既往病史，获得性免疫缺陷综合征诊断成立；⑤根据咳黄痰症状、查体双肺呼吸音粗、化验血常规白细胞及中性粒细胞升高、C 反应蛋白升高，结合胸部 CT 表现，诊断为肺部感染；⑥根据肝功能化验结果诊断为肝功能损伤。

【治疗经过】

患者入院后给予持续心电监护，继续氯化钾注射液、氯化钾片静脉及口服补钾治疗，入院当天复查血钾升高至 3.5 mmol/L，第

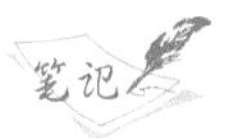

2 天停用静脉补钾，继续口服补钾治疗，动态复查患者血钾稳定在 4.0 mmol/L 左右，心律呈窦性，心率 110 ～ 120 次 / 分。给予甲巯咪唑 10 mg bid 抗甲状腺功能亢进症，琥珀酸美托洛尔 25 mg bid 控制心率，以及头孢噻肟舒巴坦抗感染，还原型谷胱甘肽、水飞蓟宾保肝治疗。用药 1 个月后复查患者甲状腺功能 T3、T4 恢复正常，肝功能、血常规均正常，心悸、乏力、手抖等症状缓解，未再发作四肢无力，甲巯咪唑减量为 15 mg qd。

【随访】

患者甲巯咪唑逐渐减量，共服用 2 年，甲状腺功能稳定正常，未再发作四肢无力、心悸，肝功能持续正常，复查 TRAb 阴性后停药。

病例分析

甲亢性周期性麻痹的流行病学、临床和实验室特征与诊疗如下。

流行病学：甲亢性周期性麻痹是一种获得性低钾血症性周期性麻痹，任何导致甲状腺功能亢进症的原因均可能导致该病，其在东亚人群中更为普遍，发病率约为 2%，更常见于男性。

临床和实验室特征：肌无力发作通常发生于剧烈运动或高碳水化合物饮食等诱因后，通常累及近端肌多于远端肌，下肢肌多于上肢肌，也有需进行通气支持治疗的延髓肌无力和呼吸肌无力的病例报道。患者的血钾水平往往很低。在甲亢性周期性麻痹发作时，心电图改变很常见，包括与低钾血症相关的 ST 段压低、窦性心动过速、U 波等，而重度心律失常（如心室颤动、室性心动过速等）并不常见，但也有报道。

诊断：当患者因瘫痪发作而就诊，且合并低钾血症和甲状腺功

能亢进症时，可诊断为甲亢性周期性麻痹。鉴别诊断方面需要与肌无力危象、吉兰－巴雷综合征、急性脊髓病、家族性低钾血症性周期性瘫痪等疾病相鉴别。

急性期治疗：急性瘫痪患者一般需要住院治疗，并监测有无心律失常和吞咽困难。对于伴严重肌无力的甲亢性周期性麻痹急性发作的患者，推荐补充氯化钾，进行心电监护，并密切监测血钾水平，以发现潜在的反跳性高钾血症。

预防和长期管理：当甲状腺功能恢复正常后，周期性麻痹将停止发作。预防发作的临时措施包括避免剧烈运动和高碳水化合物饮食。如果仍有发作，可预防性使用普萘洛尔，直至甲状腺功能恢复正常。

本例患者为获得性免疫缺陷综合征合并格雷夫斯病、甲亢性周期性麻痹及室性心动过速，较罕见，但临床上我国格雷夫斯病患者合并甲亢性周期性麻痹并不少见。本例患者出现甲状腺毒症症状3个月但未重视，未就诊，后发作甲亢性周期性麻痹、室性心动过速前1天曾于外院就诊，心电图提示窦性心动过速，但未得到进一步处理，这提示临床医生尤其是非内分泌专科医生应提高对该疾病的认识。

病例点评

此病例为获得性免疫缺陷综合征合并甲状腺功能亢进的患者，特点为获得性免疫缺陷综合征病史2年，甲状腺功能亢进症3个月，11个小时前出现低钾血症，血钾低至1.23 mmol/L，并出现严重心律失常、室性心动过速。根据疾病特点，诊疗思路清晰，首先，积极

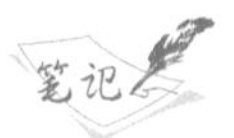

纠正低钾血症，使患者的血钾尽快恢复到正常，缓解临床症状；其次，针对甲状腺功能亢进症及格雷夫斯病，给予药物甲巯咪唑进行治疗。该药物为一线用药，患者无用药禁忌证。同时应用琥珀酸美托洛尔对症治疗交感神经兴奋的症状。最终使患者在短期内脱离危险，病情得到控制。在临床工作中，特别是对于急症患者，要有准确的判断能力，果断地采取措施，尽快使患者脱离危险。

【参考文献】

1. TSAI I H，SU Y J. Thyrotoxic periodic paralysis with ventricular tachycardia. J Electrocardiol，2019，54：93-95.
2. SHEIKH V，DERSIMONIAN R，RICHTERMAN A G，et al. 格雷夫斯' disease as immune reconstitution disease in HIV-positive patients is associated with naive and primary thymic emigrant CD4（+）T-cell recovery. AIDS，2014，28（1）：31-39.
3. 刘曾，徐细明，刘国强 . 131I 治疗初诊格雷夫斯甲亢并白细胞减少 618 例疗效分析 . 标记免疫分析与临床，2015，22（9）：897-899.

（王延雪　整理）

病例5 获得性免疫缺陷综合征合并格雷夫斯病

病历摘要

【基本信息】

患者男性，32岁，主因“心悸、乏力、手抖3个月”入院。

现病史：患者3个月前无明显诱因出现心悸、乏力、手抖，伴怕热出汗、易饥多食、消瘦，体重下降约10 kg，未诊治。半个月前出现双侧甲状腺肿大，无口干、多饮、多尿。9天前于我院门诊行甲状腺超声检查，提示甲状腺弥漫性病变，符合甲状腺功能亢进症的声像图改变，为进一步诊治入我院。自患病以来，患者精神好，食欲旺盛，睡眠不佳，大小便正常，体力下降，体重如上所述。

既往史：获得性免疫缺陷综合征2年。2年前诊断为肺结核、淋巴结结核，经治疗已愈。否认其他病史。否认食物、药物过敏史，否认手术、外伤史。父母亲均健在，否认家族遗传性疾病史。

个人史：否认吸烟、饮酒史，离异。

【体格检查】

体温37 ℃，脉搏130次/分，血压150/85 mmHg，呼吸24次/分。体形消瘦。神志清，精神好。全身皮肤、巩膜无黄染。手颤（+），无突眼，甲状腺Ⅲ度肿大，质软，无压痛，未触及震颤或闻及血管杂音。双肺呼吸音清，未闻及干湿啰音。心界不大，心率130次/分，心律齐，未闻及心脏杂音。腹软，无压痛、反跳痛，肝脾肋下未触

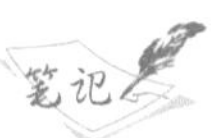

及。双下肢不肿。

【辅助检查】

血常规：WBC 3.21 × 10^9/L，NE% 38.43%，NE# 1.23 × 10^9/L，LY% 45.64%，RBC 3.44 × 10^{12}/L，HGB 109.9 g/L，PLT 122.5 × 10^9/L。

肝功能：ALT 19.7 U/L，AST 18.2 U/L，TBIL 8.9 μmol/L，DBIL 3.5 μmol/L，TP 61.8 g/L，ALB 36.4 g/L。

$CD4^+$T 淋巴细胞：343/μL。

甲状腺功能：TSH 0 μIU/mL，TT3 5.27 ng/mL，TT4 17.97 μg/dL，FT3 22.82 pg/mL，FT4 4.18 ng/dL。

甲状腺自身抗体：TPOAb 170.15 IU/mL，TgAb 204.13 IU/mL。

甲状腺超声：甲状腺体积明显增大，右叶厚径 23 mm，左叶厚径 24 mm，峡部厚径 3.3 mm；表面光滑，包膜完整，腺体回声减低不均，其内未见明显实性占位。CDFI 示腺体血流丰富，呈火海征。

【诊断及诊断依据】

诊断：甲状腺功能亢进症，格雷夫斯病，白细胞及中性粒细胞减少（轻度），获得性免疫缺陷综合征，陈旧性肺结核，淋巴结结核。

诊断依据：①患者有甲状腺功能亢进相关高代谢症状，如心悸、怕热出汗、易饥多食、消瘦、乏力、手抖，查体见心率快，甲状腺Ⅲ度肿大，查甲状腺功能显示甲状腺激素升高，TSH 降低，甲状腺超声符合甲状腺功能亢进表现，故诊断甲状腺功能亢进症、格雷夫斯病明确；②根据血常规 WBC 3.21 × 10^9/L，NE# 1.23 × 10^9/L，白细胞及中性粒细胞减少（轻度）诊断明确；③获得性免疫缺陷综合征、陈旧性肺结核、淋巴结结核，根据既往病史诊断明确。

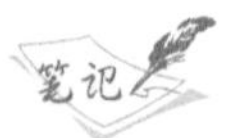

【治疗经过】

给予甲巯咪唑 10 mg tid 抗甲状腺功能亢进症、酒石酸美托洛尔 25 mg q8h 控制心率治疗，同时给予利可君片 20 mg tid 升高白细胞治疗。开始抗甲状腺功能亢进症药物治疗后每周动态复查血常规，白细胞及中性粒细胞恢复正常。5 周后患者症状缓解，T3、T4 恢复正常，甲巯咪唑开始减量，2 年后停药。但停药半年后患者甲状腺功能亢进症复发，选择 ^{131}I 治疗，后甲状腺功能亢进症治愈。

【随访】

^{131}I 治疗 2 年后患者出现甲状腺功能减退，规律服用左甲状腺素钠治疗，甲状腺功能维持正常。

病例分析

1. 初发格雷夫斯病合并白细胞及中性粒细胞减少的治疗选择

初发格雷夫斯病合并白细胞减少不同于抗甲状腺药物（antithyroid drug，ATD）引起的白细胞减少，其发生机制尚不明确，通常认为与自身免疫功能紊乱（产生抗 WBC 抗体）、高代谢状态（白细胞的分布异常）及高甲状腺激素的毒性作用（对骨髓有直接抑制）等因素有关。文献表明 10% 的初发格雷夫斯病合并中性粒细胞减少通常表现为轻度至中度症状，无明显后果，中性粒细胞减少不应被视为 ATD 的禁忌证。但应用 ATD 后中性粒细胞计数＜ 1.5×10^9/L 时应当立即停药。2016 版美国甲状腺协会《甲状腺功能亢进症和其他原因所致甲状腺毒症诊治指南》建议，当基线血常规中性粒细胞绝对计数＜ 1×10^9/L 时，不宜起始 ATD 治疗。本例患者初发格雷夫斯病合并白细胞及中性粒细胞轻度减少，经积极抗甲状腺功能亢进症治疗

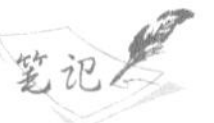

后白细胞及中性粒细胞均恢复正常，提示其白细胞及中性粒细胞减少与甲状腺功能亢进症本身有关。对于初发格雷夫斯病合并白细胞及中性粒细胞减少，在排除其他禁忌证，经患者知情同意后，可优先选择 ^{131}I 治疗。

2. 获得性免疫缺陷综合征合并格雷夫斯病应用 ^{131}I 治疗

近期有研究表明，校正混杂因素后，与 HIV 阴性格雷夫斯病患者相比，获得性免疫缺陷综合征合并格雷夫斯病患者对放射性碘的疗效并无不同。

获得性免疫缺陷综合征经高效抗逆转录病毒治疗（highly active anti-retroviral therapy，HAART）后迟发格雷夫斯病是免疫重建炎症综合征（immune reconstruction inflammatory syndrome，IRIS）的表现形式之一。随着 HAART 的广泛实施，HIV 感染者的病死率显著下降，存活时间显著延长，HIV 感染成为一种慢性疾病。HAART 使病毒显著被抑制，$CD4^+$T 细胞显著升高，这种免疫功能的改善可能导致已经得到治疗的机会性感染或潜在未治疗的感染反常恶化，这种现象被称为 IRIS。这种对结核分枝杆菌、鸟分枝杆菌复合群、巨细胞病毒、隐球菌的反应通常发生在 HAART 开始后的 1 周到数月之内。然而，它也可以表现为自身免疫性疾病。近些年自身免疫性甲状腺疾病越来越被认可为 IRIS 的一部分（以格雷夫斯病为主，以及桥本甲状腺炎、甲状腺功能减退），一般相对迟发，发生于 HAART 起始后数月到数年。本书病例 4 和病例 5 患者分别于 HAART 起始后 27 个月和 19 个月时出现甲状腺功能亢进症症状，格雷夫斯病诊断时 $CD4^+$T 细胞计数分别为 315/μL 和 343/μL，HIV RNA 测不出，这提示临床医生对于晚期获得性免疫缺陷综合征患者，有效 HAART 后需警惕格雷夫斯病的出现。当患者出现与免疫功能恢复不相匹配的心

悸、乏力、体重下降等甲状腺毒症症状时需要及时检测甲状腺功能，从而早期发现并治疗，避免出现严重后果。

病例点评

本病例为获得性免疫缺陷综合征、甲状腺功能亢进症、格雷夫斯病伴白细胞减少的患者，特点为获得性免疫缺陷综合征病史 2 年、格雷夫斯病伴白细胞减少，在给予甲巯咪唑抗甲状腺功能亢进症治疗后，疗效明显。但后续出现甲状腺功能亢进症复发，针对复发性甲状腺功能亢进症，同时外周血的白细胞和中性粒细胞已经恢复正常，有放射性 ^{131}I 治疗的适应证，而无禁忌证。从这个病例中，我们可以看到同一种疾病在不同的阶段选择不同的治疗方案，能使患者得到最大、最安全的收益。因此，在临床工作中，要根据患者病程的不同阶段，灵活选择治疗方法，降低治疗风险，以保证安全性和有效性。

【参考文献】

1. SCAPPATICCIO L，MAIORINO M I，MAIO A. Neutropenia in patients with hyperthyroidism：systematic review and meta-analysis. Clin Endocrinol，2021，94（3）：473-483.
2. MOKOALA K M G，LENGANA T，SATHEKGE M M，et al. Immune reconstitution inflammatory syndrome-associated 格雷夫斯 disease in HIV-infected patients：clinical characteristics and response to radioactive iodine therapy. HIV Med，2021，22（10）：907-916.

（王延雪　整理）

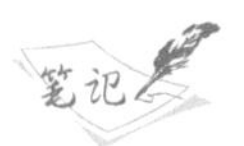

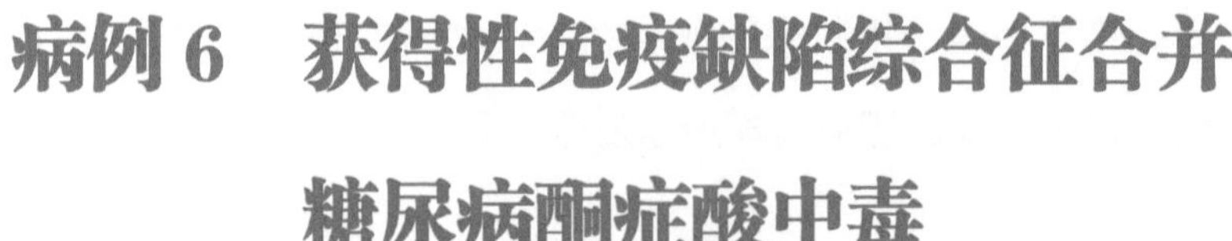

病例 6　获得性免疫缺陷综合征合并糖尿病酮症酸中毒

病历摘要

【基本信息】

患者男性，37 岁，主因“发现血糖升高 9 个月，烦渴多饮、乏力 2 周”入院。

现病史：患者 9 个月前常规检查时发现血糖升高，空腹血糖 18 mmol/L，否认口干多饮、多尿、多食、乏力、体重下降，诊断为糖尿病，未用药，自行控制饮食及运动。2 周前无明显诱因出现烦渴多饮、乏力，伴纳差、多尿、消瘦，否认恶心、呕吐，否认头晕、意识障碍，否认发热、咳嗽、咳痰，否认腹痛、腹泻，否认尿急、尿痛，否认心悸、胸痛、胸闷。1 天前于我科门诊就诊，化验糖化血红蛋白 11.6%，空腹血糖 22.05 mmol/L，尿常规示尿糖（3+）、蛋白（2+）、酮体（3+），门诊以“糖尿病酮症”收入院。2 周来患者精神弱，食欲下降，睡眠尚可，便秘，小便如上所述，体力下降，体重下降 5 kg。

既往史：5 年前诊断为获得性免疫缺陷综合征，规律 HAART。3 年前因常规检查示血清肌酸激酶明显升高（4603 U/L），进一步化验甲状腺功能示 TSH ＞ 100 μIU/mL，T3、T4、FT3、FT4 均低于正常检测下限，诊断为甲状腺功能减退症，服用左甲状腺素钠 150 μg qd。痔疮病史数年。对青霉素过敏。否认手术、外伤史。

家族史：父亲健在，患有高血压；母亲健在，患有甲状腺功能亢进症后甲状腺功能减退，具体不详。否认其他家族遗传性疾病史。

个人史：否认吸烟、饮酒史，未婚。

【体格检查】

体温 36.5 ℃，脉搏 74 次 / 分，血压 121/81 mmHg，呼吸 20 次 / 分。身高 174 cm，体重 56.4 kg，BMI 18.63 kg/m^2。神志清楚，精神不振。全身皮肤黏膜颜色正常。甲状腺不大，未触及结节。双肺呼吸音清，未闻及干湿啰音。心界不大，心率 74 次 / 分，心律齐，各瓣膜区未闻及心脏杂音。腹软，无压痛、反跳痛，肝脾肋下未触及。肠鸣音 3 次 / 分。双下肢不肿。

【辅助检查】

血常规：WBC 4.64 × 10^9/L，NE% 72.70%，NE# 3.37 × 10^9/L，LY% 20.90%，RBC 4.75 × 10^{12}/L，HGB 150 g/L，PLT 238 × 10^{12}/L。

电解质 + 肾功能：钾 3.32 mmol/L，钠 132.1 mmol/L，氯 99.4 mmol/L，钙 2.29 mmol/L，镁 0.95 mmol/L，磷 0.54 mmol/L，尿素 4.71 mmol/L，肌酐 58.1 μmol/L，尿酸 110 μmol/L，葡萄糖 16.51 mmol/L，二氧化碳 8.3 mmol/L。

血生化：丙氨酸氨基转移酶 9.6 U/L，门冬氨酸氨基转移酶 7.8 U/L，总胆红素 10.3 μmol/L，直接胆红素 2.3 μmol/L，总蛋白 56.5 g/L，白蛋白 33.8 g/L，肌酸激酶 41.2 U/L，肌酸激酶同工酶 21.8 U/L，总胆固醇 8.07 mmol/L，甘油三酯 2.11 mmol/L，高密度脂蛋白胆固醇 1.18 mmol/L，低密度脂蛋白胆固醇 4.87 mmol/L，CRP 2.6 mg/L。

血气分析：pH 7.319，PCO_2 21.50 mmHg，PO_2 131.20 mmHg，SO_2 99.10%，钠 131.40 mmol/L，钾 3.05 mmol/L，氯 109.70 mmol/L，BE –12.10 mmol/L，HCO_3^- 11.10 mmol/L。

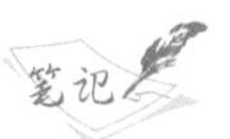

甲状腺功能：未见异常。

甲状腺自身抗体：TPOAb 531.69 IU/mL，TgAb 456.82 IU/mL。

甲状腺超声：甲状腺未见异常。

【诊断及诊断依据】

诊断：糖尿病酮症酸中毒，1 型糖尿病？甲状腺功能减退症，桥本甲状腺炎，自身免疫性多内分泌腺病综合征？低钾血症，获得性免疫缺陷综合征。

诊断依据：①根据患者发现血糖升高 9 个月，2 周来出现烦渴多饮、多尿、乏力、体重下降，化验空腹血糖 22.05 mmol/L，尿常规示尿糖 3+、酮体 3+，血气分析提示代谢性酸中毒，pH 7.319，糖尿病酮症酸中毒诊断明确。患者非肥胖体形，无糖尿病家族史，无明显诱因出现糖尿病酮症酸中毒，考虑 1 型糖尿病可能。②患者 3 年前因常规检查示肌酸激酶明显升高，进一步化验甲状腺功能示 T3、T4 明显降低，TSH 明显升高，诊断甲状腺功能减退症明确，TPOAb 及 TgAb 明显升高，病因考虑为桥本甲状腺炎。③患者桥本甲状腺炎合并 1 型糖尿病可能，考虑不排除自身免疫性多内分泌腺病综合征。④低钾血症：根据血钾化验结果诊断明确。⑤根据既往病史，获得性免疫缺陷综合征诊断明确。

【治疗经过】

入院后给予 0.9% 氯化钠溶液补液，第 1 小时予以 1000 mL，血糖降至 13.9 mmol/L 以下改为 5% 葡萄糖氯化钠溶液，并嘱增加饮水及口服补液，入院第 1 天共入液体 4000 mL，同时给予静脉输入氯化钾注射液 + 口服枸橼酸钾颗粒积极补钾治疗，同时给予小剂量胰岛素 0.1 U/（kg · h），保持血糖每小时下降 3.9 ～ 6.1 mmol/L，后过渡到三餐前赖脯胰岛素各 6 IU、4 IU、4 IU+ 睡前地特胰岛素

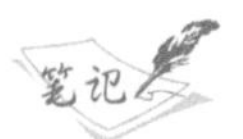

8 IU 起始、1 日 4 次皮下注射控制血糖，根据血糖监测情况逐渐调整剂量。继续左甲状腺素钠 150 μg qd 替代治疗。动态复查患者尿常规至尿酮体恢复阴性，血糖逐渐控制到正常范围，电解质血钾逐步恢复正常。糖尿病分型方面完善胰岛素抗体、胰岛细胞抗体、谷氨酸脱羧酶抗体检查，谷氨酸脱羧酶抗体及胰岛细胞抗体均阳性。血糖基本控制正常后完善胰岛素 C 肽释放试验：空腹 C 肽 0.23 ng/mL，1 小时 C 肽 0.52 ng/mL，2 小时 C 肽 1.18 ng/mL，3 小时C肽1.37 ng/mL，空腹血糖4.50 mmol/L，1小时血糖17.62 mmol/L，2 小时血糖 22.27 mmol/L，3 小时血糖 20.09 mmol/L，空腹 C 肽曲线低平，证实 1 型糖尿病诊断。8 am 血清皮质醇 400.9 nmol/L，8 am 促肾上腺皮质激素 43.94 ng/L，甲状旁腺激素 50.5 pg/mL，诊断为自身免疫性多内分泌腺病综合征Ⅲ型。

【随访】

患者院外继续应用上述胰岛素 1 日 4 次皮下注射，血糖控制基本稳定，无低血糖发生。甲状腺功能复查正常。

病例分析

1. 1 型糖尿病的主要鉴别点

糖尿病的准确分型诊断关系到治疗方案的制定。目前诊断 1 型糖尿病主要根据患者的临床特征。1 型糖尿病具有以下特点：年龄通常小于 30 岁；“三多一少”症状明显；常以酮症或酮症酸中毒起病；非肥胖体形；空腹或餐后的血清 C 肽浓度明显降低；出现胰岛自身免疫标志物，如谷氨酸脱羧酶抗体（GADA）、胰岛细胞抗体（ICA）、胰岛细胞抗原 2 抗体（IA-2A）、锌转运体 8 抗体

（ZnT8A）等。

2. 获得性免疫缺陷综合征合并甲状腺功能减退症容易误诊、漏诊

甲状腺功能减退症发病隐匿，病程较长，不少患者缺乏特异症状和体征，病情轻的早期患者可以没有特异症状。典型症状如乏力因容易与获得性免疫缺陷综合征症状混淆而常常被患者忽视。本例患者在获得性免疫缺陷综合征常规检查中化验示血清肌酸激酶高达4603 U/L，进一步排查原因发现甲状腺功能减退，提示感染科医生在对获得性免疫缺陷综合征患者常规复诊时需全面问诊及体格检查，必要时化验甲状腺功能，以早期诊断甲状腺功能减退症并及时行替代治疗。

3. 自身免疫性多内分泌腺病综合征（autoimmune polyglandular syndrome，APS）诊断及治疗

1 型糖尿病和自身免疫性甲状腺疾病（autoimmune thyroid disease，AITD）是常见的器官特异性自身免疫性疾病，在同一家族或同一个体中两者可同时发生。同时发生时需考虑可能是 APS Ⅲ型临床表现。根据内分泌器官受累情况可将 APS 分为 4 型：APS Ⅰ型，即慢性皮肤黏膜念珠菌病、甲状旁腺功能减退症、自身免疫性肾上腺皮质功能减退症，至少存在两种以上；APS Ⅱ型，即自身免疫性肾上腺皮质功能减退症 + AITD 和（或）1 型糖尿病，需存在自身免疫性肾上腺皮质功能减退症；APS Ⅲ型，即 AITD + 其他自身免疫性疾病，除自身免疫性肾上腺皮质功能减退症、甲状旁腺功能减退症和慢性皮肤黏膜念珠菌病之外；APS Ⅳ型，即两种或以上器官特异性自身免疫性疾病，不包括Ⅰ、Ⅱ、Ⅲ型病变。APS Ⅱ型中 70% 合并 AITD，50% 合并 1 型糖尿病。AITD 中最常见的为桥本甲状腺炎，其次为弥漫性毒性甲状腺肿（格雷夫斯病）。当 1 型糖尿病患者突然

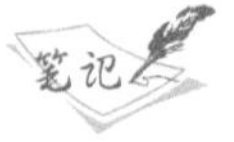

出现血糖易控制或不明原因低血糖时，应考虑存在肾上腺皮质功能不全。APS Ⅲ型为无肾上腺受累的 APS，但应具备 AITD，新诊断的 APS Ⅲ型患者未来可发生艾迪生病，应改诊为 APS Ⅱ型。APS Ⅳ型较少见，为肾上腺皮质功能减退合并其他自身免疫性疾病。本例患者首先发生 AITD，继而发生 1 型糖尿病，体内存在 GADA、ICA、TPOAb、TgAb 等多腺体自身免疫证据，无甲状旁腺功能减退症和皮肤黏膜念珠菌病，故不属于 APS Ⅰ型；因未出现肾上腺皮质功能减退症，故属于 APS Ⅲ型。治疗上给予左甲状腺素钠、胰岛素替代治疗等。病程中若出现血糖突然易控制、不明原因低血糖而外源胰岛素减量等情况时，需注意鉴别艾迪生病，应改诊为 APS Ⅱ型，及时给予糖皮质激素替代治疗，并注意可能需调整胰岛素剂量。该病由于临床表现多样，各种内分泌腺体受损的临床症状可不同步发生，易误诊。临床中应注意是否存在多内分泌腺体受累情况及其免疫学证据，以提高诊断率。

病例点评

本病例为获得性免疫缺陷综合征合并糖尿病酮症酸中毒、甲状腺功能减退症的患者。病例特点为青年男性，最近 9 个月出现了血糖升高，一直未诊治。来诊时，糖化血红蛋白高达 11.6%，提示持续高血糖，高糖毒性可致胰岛 β 细胞功能下降甚至衰竭，进而导致其分泌胰岛素功能下降，引起血糖升高，甚至酮症酸中毒。此时，需要应用胰岛素强化治疗，以保护残存的胰岛细胞功能。本病例从采集病史到诊治过程，严谨规范，依据指南。诊断方面，有比较全面的分析，立足于一元论的角度，对病例追踪，也有前瞻性的

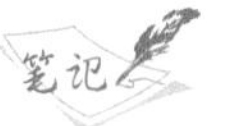

考虑。在临床工作中，对合并多种疾病的患者，不仅要兼顾多方面的治疗，还要注意必要指标的追踪，及时发现病情变化，合理调整治疗方案。

【参考文献】

1. 中华医学会糖尿病学分会．中国 2 型糖尿病防治指南（2020 年版）. 中华糖尿病杂志，2021，4（13）：315-409.
2. 蔡寒青，王丽娟，李沫，等．自身免疫性多内分泌腺病综合征Ⅲ型 1 例．中国糖尿病杂志，2014，22（7）：660-661.
3. 郭伏平，吕玮，韩扬，等．1406 例初治 AIDS 病人的高血糖发生率及其高危因素的多中心研究．中国艾滋病性病，2016，22（8）：597-600，614.

（王延雪　整理）

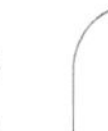

病例7　获得性免疫缺陷综合征合并亚急性甲状腺炎

病历摘要

【基本信息】

患者男性，51岁，主因“发热3周，颈前疼痛1周”入院。

现病史：患者3周前因肾结石于外院就诊，行体外碎石手术后出现发热，夜间为主，伴畏寒，无寒战，无咳嗽、咳痰、头痛、腹泻、尿急、尿痛等症状，体温高峰逐渐升高，最高38.7 ℃。1周前出现颈前疼痛，否认心悸、怕热出汗、手抖。为进一步诊治入院。发病以来患者神志清，精神可，饮食一般，睡眠差，大小便正常，体力下降，体重下降2 kg。

既往史：14个月前诊断获得性免疫缺陷综合征，规律HAART。冠心病病史6年。20余年前行直肠息肉切除术。否认食物、药物过敏史。否认家族遗传性疾病史。

个人史：否认吸烟、饮酒史。

【体格检查】

体温36 ℃，脉搏89次/分，血压125/90 mmHg，呼吸20次/分。神志清楚，精神正常。全身皮肤黏膜颜色正常。全身浅表淋巴结未触及异常肿大。双侧甲状腺未触及肿大，右侧触痛（+）。突眼（–），手颤（–）。双肺呼吸音清，未闻及干湿啰音。心界不大，心率89次/分，律齐，各瓣膜区未闻及杂音。腹软，无压痛、反跳痛，

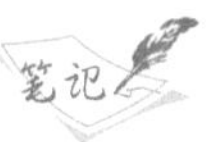

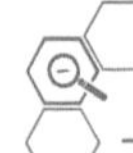

肝脾肋下未触及，双侧输尿管无压痛，双侧肾区叩痛阴性。肠鸣音4次/分。双下肢不肿。

【辅助检查】

血常规：WBC 6.88×10^9/L，NE% 29.70%，NE# 2.04×10^9/L，LY% 51.50%，RBC 3.85×10^{12}/L，HGB 123 g/L，PLT 264×10^9/L。

电解质+肾功能：钾4.06 mmol/L，钠138.5 mmol/L，氯104.0 mmol/L，钙2.31 mmol/L，镁0.90 mmol/L，磷1.24 mmol/L，尿素8.91 mmol/L，肌酐78.0 μmol/L，葡萄糖7.64 mmol/L，肾小球滤过率101.2 mL/（min · 1.73 m^2）。

肝功能：ALT 36.1 U/L，AST 21.8 U/L，TBIL 6.4 μmol/L，DBIL 2.1 μmol/L，TP 78.1 g/L，ALB 38.4 g/L。$CD4^+$T细胞计数：325个/μL。

甲状腺功能：TSH 0.01 μIU/mL，TT3 1.72 ng/mL，TT4 13.34 μg/dL，FT3 5.29 pg/mL，FT4 2.00 ng/dL。

甲状腺自身抗体：TPOAb阴性，TgAb 27.97 IU/mL，TRAb阴性。

CRP：42.1 mg/L。

血沉：87.00 mm/h。

降钙素原：＜ 0.05 ng/mL。

G试验、GM试验均阴性。血培养、尿培养、便培养均阴性。痰抗酸染色阴性。新型隐球菌抗原阴性。抗EB病毒抗体IgM阴性。巨细胞抗体IgM阴性。

心电图：窦性心律，心率81次/分，正常心电图。

甲状腺超声：甲状腺形态饱满，表面欠光滑，甲状腺右叶可见片状低回声区，考虑亚急性甲状腺炎。

腹部超声：肝实质回声偏粗，胆囊壁毛糙，胆囊多发结石，左肾多发囊肿。

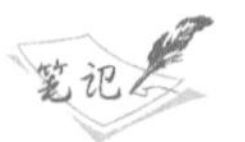

胸部 CT：右肺上叶少量索条影。

【诊断及诊断依据】

诊断：甲状腺功能亢进症，亚急性甲状腺炎，获得性免疫缺陷综合征，冠状动脉粥样硬化性心脏病，窦性心律，心界不大，心功能Ⅰ级（NYHA 分级），胆囊结石，左肾囊肿。

诊断依据：①患者发热 3 周，颈前疼痛 1 周，查体甲状腺压痛，化验甲状腺功能提示甲状腺功能亢进，血沉明显增快，甲状腺超声提示甲状腺右叶可见片状低回声区，排除其他发热及甲状腺疼痛病因（包括急性化脓性甲状腺炎），诊断为甲状腺功能亢进症，病因考虑为亚急性甲状腺炎；②根据既往病史，诊断为获得性免疫缺陷综合征；③既往存在冠状动脉粥样硬化性心脏病病史，结合临床表现、查体及心电图检查结果，诊断为窦性心律、心界不大、心功能Ⅰ级（NYHA 分级）；④根据腹部超声检查结果，诊断为胆囊结石、左肾囊肿。

【治疗经过】

入院后给予布洛芬缓释胶囊 0.3 g q12h 对症治疗，患者仍发热，体温最高 38.5 ℃，遂给予醋酸泼尼松 20 mg/d 口服，次日患者体温恢复正常，甲状腺疼痛明显减轻。1 周后醋酸泼尼松减量为 15 mg，患者体温持续正常、甲状腺疼痛缓解，复查甲状腺功能提示 TSH 0.01 μIU/mL，TT3 1.30 ng/mL，TT4 9.73 μg/dL，FT3 4.18 pg/mL，FT4 1.44 ng/dL。

【随访】

院外泼尼松逐渐减量，每周减 2.5 ～ 5 mg，6 周后停用。患者未再有发热、甲状腺疼痛，复查甲状腺功能恢复正常。

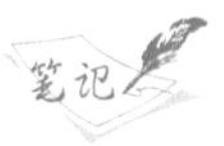

病例分析

获得性免疫缺陷综合征合并亚急性甲状腺炎的诊断及鉴别诊断。

亚急性甲状腺炎诊断依据：①急性炎症的全身症状；②甲状腺轻、中度肿大，中等硬度，触痛显著；③典型患者实验室检查呈现甲状腺毒症期、甲状腺功能减退期、恢复期3期表现。但亚急性甲状腺炎临床变化相对复杂，缺乏特异性，临床上容易发生误诊，尤其对于非内分泌专科医生来说。分析误诊原因：经验不足，缺乏对本病认识；问诊及体格检查不细致；未选择特异性检查项目；疾病缺乏特异性症状、体征。

该病例既往有获得性免疫缺陷综合征病史，以发热症状为首诊，需按照“发热待查”进行仔细鉴别诊断，经过认真问诊和体格检查，发现患者有颈前疼痛、甲状腺压痛的表现，进一步完善甲状腺功能及自身抗体、甲状腺超声、血沉等辅助检查，从而诊断亚急性甲状腺炎，但仍需在仔细排除其他发热原因尤其是各种病原体感染后，应用糖皮质激素治疗才较安全。

病例点评

亚急性甲状腺炎是甲状腺发生变态反应所导致的非化脓性、自限性炎症，巨细胞和肉芽肿改变是本病独特的病理表现。其发病机制尚不明确，多认为与病毒感染、免疫、遗传等因素有关。目前已有关于新型冠状病毒感染相关的亚急性甲状腺炎病例的报道。亚急性甲状腺炎多以对症治疗为主，主要包括缓解疼痛，减轻炎症反应。对于全身症状重、非甾体类抗炎药治疗无效者，可给予糖皮质

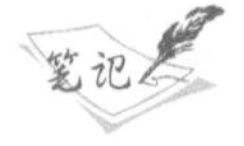

激素治疗，糖皮质激素治疗时需注意疗程应持续 4 ～ 6 周。由于口服激素治疗会带来诸多不良反应，甲状腺内局部注射糖皮质激素治疗的病例已有报道，而且有研究显示与口服激素组相比，注射组中的大多数患者在 1 周内颈部疼痛、肿胀的症状就可缓解，治疗的频率和持续时间明显更少。

【参考文献】

1. 丁滨，郭启煜 . 2004—2013 年亚急性甲状腺炎误诊文献数据分析 . 中国临床医生杂志，2016，44（8）：17-19.
2. 唐晨佳，张楠 . 亚急性甲状腺炎治疗及预后的研究进展 . 浙江医学，2021，43（21）：2373-2376，2381.
3. 朱昱霖，徐海波，宰国田 . 亚急性甲状腺炎激素治疗进展 . 中国临床研究，2020，33（12）：1720-1722.

（王延雪　整理）

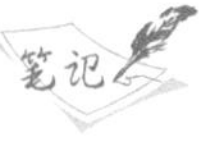

病例 8　梅毒合并甲状腺功能亢进症、甲状腺危象

病历摘要

【基本信息】

患者女性，38 岁，主因“停经 19 周，喘憋 1 个月，加重 1 天”由急诊入我院妇科。

现病史：患者平素月经规律，3 天 /30 天，末次月经时间不详，孕 2 个月开始自觉轻度早孕反应，无腹痛。未正规产检。停经 4 月余自觉胎动。1 个月前无明显诱因出现喘憋，1 天前加重不能平卧，要求终止妊娠。无胸痛，无意识障碍，无发热、咳嗽、咳痰，无腹痛、恶心、呕吐，无尿急、尿痛。1 天前就诊于外院，因梅毒 RPR 阳性转我院急诊。急诊给予呋塞米利尿、去乙酰毛花苷注射液强心、盐酸乌拉地尔控制血压等治疗，患者喘憋有所好转，收入病房。自患病以来，患者精神、食欲、睡眠不佳，二便如常，体力下降，体重变化不详。

既往史：约 10 年前行宫外孕手术，2010 年行剖宫产 1 次，2016 年因子痫前期重度再次行剖宫产。10 年前诊断甲状腺功能亢进症，不规律口服甲巯咪唑及其他药物，具体不详，3 个月前自行停药。4 年前发现梅毒 RPR 阳性。否认其他传染病病史，否认家族性遗传疾病史。

个人史：否认吸烟、饮酒史。

【体格检查】

体温 36.6 ℃，脉搏 113 次 / 分，血压 168/103 mmHg，呼吸 28 次 / 分。端坐位。神志清，精神稍弱。全身皮肤、巩膜无黄染。甲状腺Ⅱ度肿大，可闻及杂音，未触及震颤。突眼（–），手颤（+）。双肺呼吸音粗，闻及满肺湿啰音。心界向双侧扩大，心率 132 次 / 分，心律不齐，第一心音亢进，未闻及杂音，脉搏短绌。腹软，无压痛、反跳痛，肝脾触诊不满意。双下肢轻度凹陷性水肿。

【辅助检查】

血常规：WBC 7.64 × 10^9/L，NE% 51.60%，NE# 3.95 × 10^9/L，LY% 31.00%，RBC 3.82 × 10^{12}/L，HGB 108 g/L，PLT 239 × 10^9/L。

尿常规：pH 6，亚硝酸盐（–），尿葡萄糖（–），比重 1.025，尿蛋白（–），酮体（–），尿白细胞（–），红细胞 0。

电解质 + 肾功能：钾 3.89 mmol/L，钠 140.1 mmol/L，氯 108.9 mmol/L，钙 2.01 mmol/L，镁 0.65 mmol/L，磷 1.25 mmol/L，尿素 3.74 mmol/L，肌酐 15.8 μmol/L，葡萄糖 7.33 mmol/L，二氧化碳 21.9 mmol/L。

血生化：丙氨酸氨基转移酶 25.4 U/L，门冬氨酸氨基转移酶 25.6 U/L，总胆红素 6.4 μmol/L，直接胆红素 2.8 μmol/L，总蛋白 54.2 g/L，白蛋白 29.5 g/L，肌酸激酶 43.1 U/L，肌酸激酶同工酶 23.1 U/L，总胆固醇 2.44 mmol/L，甘油三酯 0.46 mmol/L，高密度脂蛋白胆固醇 0.87 mmol/L，低密度脂蛋白胆固醇 1.43 mmol/L，CRP 0.2 mg/L。BNP 270.3 pg/mL。

血气分析（鼻导管吸氧 2 L/min）：pH 7.427，二氧化碳分压 27.6 mmHg，氧分压 174.9 mmHg，氧饱和度 99%，细胞外液剩余碱 –6.2 mmol/L，剩余碱 –4.1 mmol/L，碳酸氢根浓度 18.4 mmol/L。

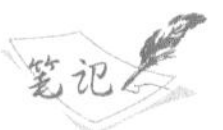

梅毒：梅毒甲苯胺红不加热血清试验（TRUST）阳性（1 ∶ 2），

梅毒血清特异性抗体测定（TPPA）阳性。

甲状腺功能：TSH 0 μIU/mL，TT3 3.35 ng/mL，TT4 20.57 μg/dL，FT3 15.16 pg/mL，FT4 3.45 ng/dL。

甲状腺自身抗体：TPOAb 203.07 IU/mL，TgAb 6.01 IU/mL，TRAb 10.08 IU/L。

心电图：心房扑动，心房颤动，心率 120 ～ 140 次 / 分。

甲状腺超声：甲状腺增大，弥漫性病变，甲状腺实性结节（TI-RADS 3 类）。

超声心动图：左心房及右心增大，室间隔增厚，二、三间瓣少量反流，肺动脉高压（轻度），肺动脉主干增宽，左心室舒张功能减低，心包积液（少量）。

胸部 X 线：双肺纹理增多，心影外形向双侧明显扩大。

【诊断及诊断依据】

诊断：高血压并发子痫前期，剖宫产史的妊娠（2 次剖宫产术后），甲状腺功能亢进症，格雷夫斯病，甲状腺毒症性心脏病，心房扑动，心房颤动，急性全心功能衰竭，心功能Ⅳ级（NYHA 分级），甲状腺危象，高血压 3 级，孕 5 产 2 孕 19 周，低蛋白血症，贫血（轻度），甲状腺实性结节，潜伏期梅毒。

诊断依据：①本次妊娠孕 20 周前发现血压升高，尿蛋白阴性，目前停经 19 周，故诊断为慢性高血压并发子痫前期。② 2010 年及 2016 年两次剖宫产史明确。③甲状腺功能亢进症、格雷夫斯病、甲状腺毒症性心脏病、心房扑动、心房颤动、急性全心功能衰竭、心功能Ⅳ级（NYHA 分级）、甲状腺危象：患者既往甲状腺功能亢进症 10 年，未规律治疗，3 个月前自行停药。本次入院化验甲状腺功能 T3、T4 升高，TSH 降低，TRAb 阳性，查体甲状腺弥漫性肿

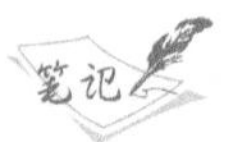

大，甲状腺功能亢进症、格雷夫斯病诊断明确。患者长期格雷夫斯病控制不佳，合并全心扩大，近 1 个月来出现喘憋症状，近 1 天来加重不能平卧，查体双肺满布湿啰音，双下肢轻度凹陷性水肿，心电图及心电监护示心房扑动、心房颤动，故诊断为甲状腺毒症性心脏病、心房扑动、心房颤动、急性全心功能衰竭，评估心功能Ⅳ级（NYHA 分级）。根据甲状腺危象 Burch-Wartofsky 评分标准：心率 130 ～ 139 次 / 分，20 分；充血性心力衰竭中度，10 分；心房颤动，10 分；存在妊娠这一诱发因素，10 分；共 50 分，故诊断为甲状腺危象。④高血压 3 级：多次测量血压均增高，舒张压于外院时最高可达 110 mmHg，诊断明确。⑤孕 5 产 2 孕 19 周：根据孕产史诊断明确。⑥低蛋白血症、贫血（轻度）、甲状腺实性结节：根据血总蛋白 54.2 g/L、白蛋白 29.5 g/L、血红蛋白 108 g/L、甲状腺超声结果诊断明确。⑦潜伏期梅毒：患者无梅毒临床症状，化验 RPR 阳性，TPPA 阳性，诊断明确。

【治疗经过】

患者入妇科后给予持续心电监护、记出入量，鼻导管吸氧 2 L/min，静脉给予呋塞米 20 mg、口服螺内酯 20 mg 利尿减轻心脏负荷，持续静脉泵入乌拉地尔 3 mg/h 控制血压，请心内科会诊建议加用贝那普利 5 mg qd、美托洛尔降压，逐渐减停乌拉地尔。患者喘憋症状明显好转，听诊双肺湿啰音明显减少。请内分泌科会诊后立即给予丙硫氧嘧啶 200 mg q8h 控制甲状腺功能亢进症，另给予美托洛尔 25 mg bid 控制心率，并于入院当日转内分泌科进一步诊疗。转入后患者可平卧，静息状态无喘憋，心率 110 次 / 分左右，继续上述丙硫氧嘧啶、美托洛尔治疗，根据血压将贝那普利加量至 5 mg bid。复查血钾 3.41 mmol/L，间断托拉塞米 10 mg 利尿减轻心脏负荷，口服

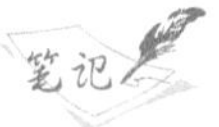

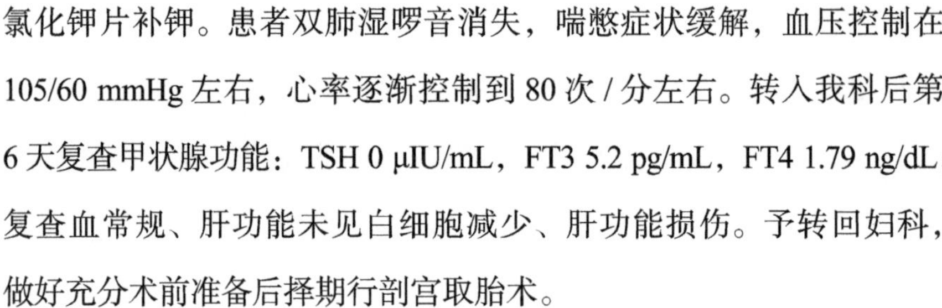

氯化钾片补钾。患者双肺湿啰音消失，喘憋症状缓解，血压控制在105/60 mmHg左右，心率逐渐控制到80次/分左右。转入我科后第6天复查甲状腺功能：TSH 0 μIU/mL，FT3 5.2 pg/mL，FT4 1.79 ng/dL；复查血常规、肝功能未见白细胞减少、肝功能损伤。予转回妇科，做好充分术前准备后择期行剖宫取胎术。

【随访】

患者术后病情平稳，丙硫氧嘧啶逐渐减量至100 mg q8h，门诊更换为甲巯咪唑，并于外院行 ^{131}I 根治甲状腺功能亢进症治疗。

病例分析

1. 甲状腺危象的诊断

甲状腺危象，过去也称为甲亢危象，是甲状腺毒症急性加重的一个综合征，发生原因与甲状腺激素大量进入循环有关。多发生于较重甲状腺功能亢进症未予治疗或治疗不充分的患者。甲状腺危象的发生多数存在明确的诱因。文献报道在甲状腺危象发生的诱因中占前10位的依次为未规律治疗或未坚持服用抗甲状腺药物（约占40%）、感染、糖尿病酮症酸中毒、严重的精神刺激、创伤、非甲状腺的手术、放射性碘治疗、妊娠和分娩、心脑血管疾病、剧烈运动。甲状腺危象的临床表现有高热或过高热、大汗、心动过速（＞140次/分）、烦躁、焦虑不安、谵妄、恶心、呕吐、腹泻，严重患者可有心力衰竭、休克及昏迷等。甲状腺危象尚无特异的诊断标准，主要依靠病史、症状、体征及实验室检查综合判断。1993年Burch和Wartofsky提出了甲状腺危象的半定量评分系统，后由Akamizu等进行了修订，使其更加适合于临床应用（表8-1）。评分≥45分者高度怀疑甲状腺

危象，评分 25 ～ 44 分者为甲状腺危象前期，评分＜ 25 分者甲状腺危象的可能性不大。

表 8-1　甲状腺危象的评分标准

项目	临床表现	评分（分）	项目	临床表现	评分（分）
体温（℃）	37.2 ～ 37.7	5	心血管功能异常［心动过速（次 / 分）］	99 ～ 109	5
	37.8 ～ 38.2	10		110 ～ 119	10
	38.3 ～ 38.8	15		120 ～ 129	15
	38.9 ～ 39.4	20		130 ～ 139	20
	39.4 ～ 39.9	25		≥ 140	25
	＞ 40.0	30	充血性心力衰竭	无	0
中枢神经系统影响	无	0		轻度（足部水肿）	5
	轻度（烦躁不安）	10		中度（双侧湿啰音）	10
	中度（谵妄、精神错乱、昏睡）	20		重度（肺水肿）	15
	重度（抽搐、昏迷）	30	心房颤动	无	0
消化系统异常	无	0		有	10
	中度（腹泻、恶心 / 呕吐、腹痛）	10	诱发因素	无	0
	重度（不明原因的黄疸）	20		有（手术、感染等）	10

该患者格雷夫斯病史 10 年未规律治疗且 3 个月前自行停药，在甲状腺毒症性心脏病的基础上合并妊娠为本次甲状腺危象的诱因和加重因素，参考上述评分标准，甲状腺危象诊断明确。

2. 甲状腺危象的处理

甲状腺危象死亡率在 20% 以上。临床高度疑似本症及有危象前兆者应按甲状腺危象处理：①针对诱因治疗；②抗甲状腺药物：优先选择丙硫氧嘧啶，因其可以抑制外周组织 T4 向 T3 的转化，首剂 600 mg 口服或经胃管注入，继之 200 mg，每 8 小时 1 次，症状缓解后减量；③碘剂：复方碘溶液每次 5 滴（0.25 mL 或 250 mg）、每 6 小时 1 次，服用丙硫氧嘧啶 1 小时后开始服用，一般使用 3 ～ 7 天，其作用机制是抑制甲状腺激素释放；④ β 受体阻断剂：普萘洛尔

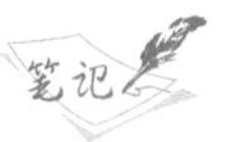

60 ～ 80 mg/d、每 4 小时 1 次，其作用机制是阻断甲状腺激素对心脏的刺激作用和抑制外周组织 T4 向 T3 转换；⑤糖皮质激素：氢化可的松 300 mg 首次静脉滴注，以后 100 mg、每 8 小时 1 次，其作用机制是防止和纠正肾上腺皮质功能减退；⑥降温：高热者予以物理降温，避免用乙酰水杨酸类药物；⑦防治呼吸与循环衰竭：有心力衰竭者使用洋地黄及利尿剂，心房颤动伴快速心率者可使用洋地黄及钙离子拮抗剂等；⑧吸氧、镇静、解痉及纠正脱水与电解质紊乱、酸碱平衡失调等其他支持治疗；⑨在上述常规治疗效果不满意时，可选用腹膜透析、血液透析或血浆置换等措施迅速降低血浆甲状腺激素浓度。

病例点评

甲状腺危象是一种危及生命的内分泌急症，需要紧急治疗，患者最常见的死因是多器官功能衰竭。甲状腺危象的诊断很大程度上是临床诊断，虽然甲状腺危象发生时血清游离 T3（FT3）或游离 T4（FT4）水平升高，但目前尚无明确的血清 FT4 或 FT3 截点来区分普通甲状腺毒症和甲状腺危象。2012 年，日本甲状腺协会提出了新的甲状腺危象诊断标准，标准认为中枢神经系统症状对甲状腺危象的诊断比其他症状更重要。临床上建议联合使用这两种诊断系统来评估患者的病情，以提高临床诊断的准确性，并进一步验证这两种诊断系统的有效性。妊娠合并甲状腺功能亢进症的患病率为 0.1% ～ 0.4%，其中格雷夫斯病占 85%。对于妊娠期女性来讲，甲状腺危象主要发生于围分娩期、中期引产过程中及剖宫产手术的围手术期。该患者既往未规律治疗甲状腺功能亢进症、妊娠为甲状

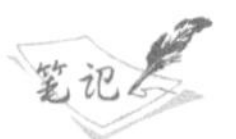

腺危象的诱因，根据 Burch-Wartofsky 评分量表，甲状腺危象诊断明确。

【参考文献】

1. ROSS D S，BURCH H B，COOPER D S，et al. 2016 American Thyroid Association guidelines for diagnosis and management of hyperthyroidism and other causes of thyrotoxicosis. Thyroid，2016，26（10）：1343-1421.

2. 孙伟杰，高莹 . 妊娠期甲亢危象处理 . 中华产科急救电子杂志，2017，6（2）：73-78.

3. BURCH H B，WARTOFSKY L. Life-threatening thyrotoxicosis. Thyroid storm. Endocrinol Metab Clin North Am，1993，22（2）：263-277.

4. 中华医学会急诊医学分会，中国医药教育协会急诊专业委员会，中国医师协会急诊医师分会，等 . 甲状腺危象急诊诊治专家共识 . 中华急诊医学杂志，2021，30（6）：663-670.

（王延雪　整理）

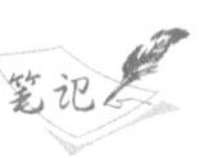

病例 9　乙型肝炎肝硬化合并甲亢性心脏病

病历摘要

【基本信息】

患者女性，41岁，主因“发现HBsAg阳性8年，下肢水肿20天”入院。

现病史：患者8年前体检发现HBsAg阳性，自诉为“小三阳”，肝功能正常，当时无乏力、纳差、腹痛、腹胀等不适，未予抗病毒治疗。此后患者无不适，未规律复诊。20天前感双下肢水肿，伴尿少，伴腹胀，就诊外院考虑乙型肝炎肝硬化失代偿期，遂来我院治疗。自患病以来，患者精神可，食欲下降，夜间睡眠差，小便量少，大便可，体重较前无明显变化。

既往史：8年前于我院门诊查甲状腺功能提示甲状腺功能亢进症，甲状腺超声提示甲状腺弥漫性病变，但未系统治疗。否认冠心病、高血压、糖尿病病史，否认药物及食物过敏史，否认外伤及手术史。

个人史：否认吸烟、饮酒史，已婚已育。

【体格检查】

体温36.5℃，脉搏110次/分，血压120/90 mmHg，呼吸24次/分。身高161 cm，体重42 kg，BMI 16.21 kg/m^2。神志清楚，精神差，自主体位，查体欠合作。全身皮肤黏膜中度黄染，巩膜中度黄染，颈

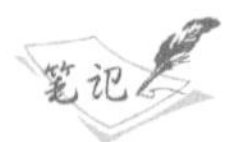

静脉怒张，肝 – 颈静脉回流征阳性，双手细微震颤，扑翼样震颤阴性。甲状腺无肿大。双肺呼吸音粗，右下肺可闻及湿啰音。心率 110 次 / 分，心律不齐，脉搏短绌，可闻及收缩期杂音。腹软，无压痛、反跳痛，脾肋下三指可触及，双下肢中度凹陷性水肿。

【辅助检查】

血常规：WBC 5.31 × 10^9/L，NE% 44.4%，NE# 2.36 × 10^9/L，LY% 38.60%，RBC 3.90 × 10^{12}/L，HGB 111 g/L，PLT 129 × 10^9/L。

电解质 + 肾功能：钾 4.28 mmol/L，钠 140.1 mmol/L，氯 104.4 mmol/L，钙 2.12 mmol/L，镁 0.81 mmol/L，磷 1.13 mmol/L，尿素 7.11 mmol/L，肌酐 42.2 μmol/L，葡萄糖 5.57 mmol/L。

血生化：丙氨酸氨基转移酶 14.4 U/L，门冬氨酸氨基转移酶 59.9 U/L，总胆红素 132.8 μmol/L，直接胆红素 85.7 μmol/L，总蛋白 73.2 g/L，白蛋白 30.2 g/L，肌酸激酶 68.7 U/L，肌酸激酶同工酶 44.3 U/L，总胆固醇 1.44 mmol/L，甘油三酯 0.72 mmol/L，高密度脂蛋白胆固醇 0.10 mmol/L，低密度脂蛋白胆固醇 1.01 mmol/L，C 反应蛋白 3 mg/L。BNP 833.1 pg/mL。肌钙蛋白 I 0.002 ng/mL。

凝血功能：PT 25.1 s，PTA 33%，APTT 37.7 s，D- 二聚体 4.75 mg/L，TT 21.4 s。

甲状腺功能：TSH 0 μIU/mL，TT3 1.41 ng/mL，TT4 12.83 μg/dL，FT3 5.42 pg/mL，FT4 2.68 ng/dL。

甲状腺自身抗体：TPOAb 72.07 IU/mL，TgAb ≥ 1000 IU/mL，TRAb 40 IU/L。

心电图（图 9-1）：心房扑动，心率 153 次 / 分。

腹部 B 超：肝弥漫性病变，腹水。

甲状腺超声：甲状腺弥漫性病变。

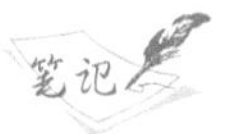

超声心动图：肺动脉高压，右心、左心房增大，二尖瓣反流（中－重度），三尖瓣反流（中－重度），心包积液（少量），左心功能减低。

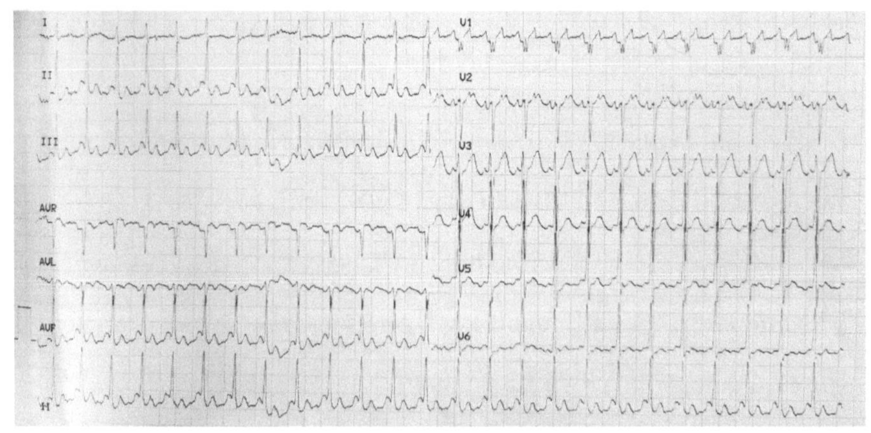

图 9-1 心电图

【诊断及诊断依据】

诊断：乙型肝炎肝硬化活动性失代偿期，甲状腺功能亢进症，格雷夫斯病，甲亢性心脏病。

诊断依据：①乙型肝炎肝硬化活动性失代偿期：患者为青年女性，慢性 HBV 感染病史多年，未系统随访。20 天前出现双下肢水肿，伴少尿、腹胀，腹部 B 超提示肝脏弥漫性病变、腹水，结合 PTA 33%，诊断明确。②甲状腺功能亢进症、格雷夫斯病，甲亢性心脏病：入院后查甲状腺功能提示甲状腺功能亢进症，TRAb 40 IUL，甲状腺功能亢进症、格雷夫斯病诊断明确，心电图提示心律失常（心房扑动），考虑由甲状腺功能亢进症引起。

【治疗经过】

入院后给予恩替卡韦抗病毒、补充白蛋白、利尿、补钾及对症治疗，请心内科会诊予以美托洛尔控制心室率，同时结合患者肝功

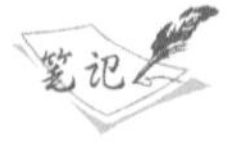

能情况小剂量加用甲巯咪唑抗甲状腺功能亢进症治疗。治疗过程中严密监测血常规、肝功能，根据复查结果调整甲巯咪唑剂量。治疗后患者甲状腺功能逐步好转，喘憋等不适逐步缓解，复查心电图提示窦性心律（图 9-2），患者病情平稳后出院。

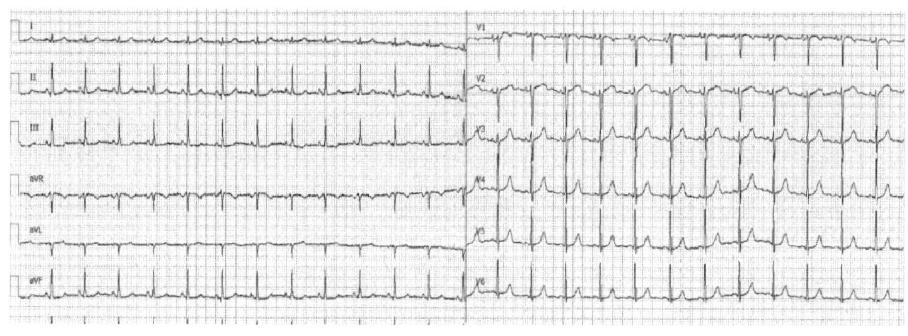

图 9-2　复查心电图

【随访】

出院后 2 周复诊，仍口服甲巯咪唑 5 mg qd，查体提示体重 45 kg，手抖（–），心率 72 次 / 分，律齐。复查超声心动图提示二尖瓣反流（轻度），三尖瓣反流（轻度）。

病例分析

甲亢性心脏病是一种较为常见的内分泌代谢紊乱所导致的心脏病，在甲状腺功能亢进症人群中的发病率高达 20%，是甲状腺功能亢进症最常见、最严重的并发症之一。由于甲状腺功能亢进症产生过多的甲状腺激素造成心脏损害，可表现为心功能不全、心脏扩大、多种心律失常和心肌病等。诊断标准如下：①确诊甲状腺功能亢进症；②心脏异常（至少符合 1 项）：心脏扩大、心律失常、心力衰竭、心肌缺血；③甲状腺功能亢进症治疗好转后，心脏异常情况明显好

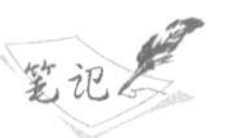

转或症状消失。除外以下情况：①心脏瓣膜性疾病、扩张型心肌病、高血压性心脏病、肺源性心脏病、冠状动脉粥样硬化性心脏病等其他器质性心脏病患者；②恶性肿瘤、脑卒中后遗症、严重肝肾功能不全、营养不良、排尿困难、下肢深静脉血栓患者；③电解质紊乱患者。

该患者明确诊断甲状腺功能亢进症，心电图提示心律失常、心房扑动，既往否认瓣膜性心脏病等其他器质性心脏病，且甲状腺功能亢进症病情缓解后心脏情况同步好转，故甲亢性心脏病诊断明确。该患者治疗难点在于合并乙型肝炎肝硬化失代偿期，我科给予抗甲状腺药物小剂量起始治疗，治疗过程中严密监测肝功能，同时请心内科协助诊治心律失常。

病例点评

甲亢性心脏病是甲状腺功能亢进症最严重的并发症之一，其发生率仅次于甲状腺危象，是引起患者死亡的主要原因之一。甲状腺功能亢进症患者由于长时间的高代谢状态和高动力循环状态，可使心脏因长时间的高负荷而发生心肌功能改变，引起甲亢性心脏病的发生。对甲状腺功能亢进症进行有效控制是治疗甲亢性心脏病的根本，对其本身的治疗一般分为抗甲状腺药物、甲状腺次全切除术和放射性碘治疗。该患者治疗的难点在于合并乙型肝炎肝硬化活动性失代偿期，肝功能异常给抗甲状腺药物治疗带来困难，抗甲状腺药物（ATD）包括咪唑类和硫脲类，代表药物分别为甲巯咪唑和丙硫氧嘧啶，作用机制均是通过抑制甲状腺过氧化物酶而抑制甲状腺激素的合成。采用 ATD 治疗时一般首选甲巯咪唑，在服

用 ATD 过程中要注意监测不良反应，包括皮肤不良反应、一过性粒细胞减少、肝功能损伤。建议对服用 ATD 的患者常规监测肝功能，尤其是在治疗的前 6 个月内，绝大多数肝损伤病例在治疗的前 120 天发生。如果转氨酶水平达到正常上限的 5 倍以上，或者其在 ATD 治疗后进一步显著升高，应停用 ATD。该患者从小剂量起始 ATD 治疗，并监测肝功能，逐步调整治疗剂量。

【参考文献】

1. RAZVI S，JABBAR A，PINGITORE A，et al. Thyroid hormones and cardiovascular function and diseases. J Am Coll Cardiol，2018，71（16）：1781-1796.
2. OSUNA P M，UDOVCIC M，SHARMA M D. Hyperthyroidism and the heart. Methodist Debakey Cardiovasc J，2017，13（2）：60-63.
3. 中华医学会内分泌学分会，中国医师协会内分泌代谢科医师分会，中华医学会核医学分会，等 . 中国甲状腺功能亢进症和其他原因所致甲状腺毒症诊治指南 . 中华内分泌代谢杂志，2022，38（8）：700-748.

（鹿星梦 整理）

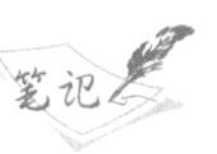

病例 10　乙型肝炎肝硬化合并低血糖

病历摘要

【基本信息】

患者男性，46 岁，主因“发现 HBsAg 阳性 20 年，腹胀 10 个月”入院。

现病史：患者 20 余年前体检发现 HBsAg 阳性，曾应用恩替卡韦抗病毒治疗。10 个月前因腹胀就诊外院，查腹部增强 CT 示肝右叶肿块及肝内多发结节，考虑恶性肿瘤，肝硬化、脾大、腹水，门静脉增宽，食管下段及胃周静脉曲张，肝门区、胰头周围、腹膜后及肠系膜区多发淋巴结，部分增大，遂行肿瘤穿刺活检 + 肝动脉化疗栓塞术，病理回报为低分化腺癌，患者此后行多次经导管动脉栓塞化疗、消融、靶向及免疫治疗，2 周来间断出现低血糖，遂入院治疗。发病以来患者神志清，精神差，饮食一般，睡眠差，大便正常，小便减少，体力下降，体重下降 8 kg。

既往史：甲状腺功能减退症病史 2 个月，目前口服左甲状腺素钠替代治疗。否认食物、药物过敏史。否认家族性遗传疾病史。

个人史：否认吸烟、饮酒史。

【体格检查】

体温 36.5 ℃，脉搏 75 次 / 分，血压 119/68 mmHg，呼吸 20 次 / 分，身高 169 cm，体重 55 kg，BMI 19.28 kg/m^2。神志清楚，精神欠佳。全身皮肤黏膜轻度黄染。皮肤弹性下降，肝掌可疑，蜘蛛痣阴性，双侧甲状腺未触及肿大，双肺呼吸音清，未闻及干湿啰音。心界不

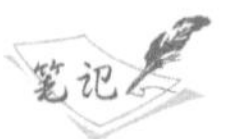

大，心率 75 次 / 分，律齐，各瓣膜区未闻及杂音。腹部饱满，未触及液波震颤，振水音阴性，无压痛、反跳痛，肝脏于右肋下 3 cm 可触及，双下肢不肿。

【辅助检查】

血常规：WBC 2.63×10^9/L，NE% 75.30%，NE# 1.98×10^9/L，LY% 16%，RBC 3.14×10^{12}/L，HGB 100 g/L，PLT 96×10^9/L。

电解质+肾功能：钾 3.57 mmol/L，钠 142.3 mmol/L，氯 106 mmol/L，钙 2.05 mmol/L，镁 0.80 mmol/L，磷 1.20 mmol/L，尿素 5.97 mmol/L，肌酐 56.5 μmol/L，葡萄糖 2.64 mmol/L。

血生化：丙氨酸氨基转移酶 14.2 U/L，门冬氨酸氨基转移酶 80.2 U/L，总胆红素 22.1 μmol/L，直接胆红素 13.3 μmol/L，总蛋白 62.1 g/L，白蛋白 29.2 g/L，肌酸激酶 15.8 U/L，肌酸激酶同工酶 9.1 U/L，总胆固醇 1.60 mmol/L，甘油三酯 0.45 mmol/L，高密度脂蛋白胆固醇 0.64 mmol/L，低密度脂蛋白胆固醇 0.63 mmol/L，C 反应蛋白 19.8 mg/L。

凝血功能：PT 15.5 s，PTA 59%，APTT 38.1 s，D- 二聚体 2.76 mg/L，TT 17.8 s。

甲状腺功能：TSH 3.53 μIU/mL，TT3 0.4 ng/mL，TT4 8.61 μg/dL，FT3 1.69 pg/mL，FT4 0.96 ng/dL。

糖化血红蛋白：3.7%。

空腹 C 肽 + 胰岛素：C-P 0.49 ng/mL，INS 0.20 μU/mL。

1 型糖尿病相关自身抗体：ICA（–），IAA（–），GADA（–）。

血清皮质醇：8 am 381.9 nmol/L，4 pm 261.2 nmol/L，0 am 251.8 nmol/L。

ACTH：8 am 27.19 ng/L，4 pm 16.45 ng/L，0 am 15.32 ng/mL。

GH：0.57 ng/mL。

IGF-1：33.5 ng/mL。

腹部盆腔平扫（图 10-1）：①肝脏占位介入术后改变，肝内多发结节及肿块。②肝硬化、脾大、腹盆腔积液。

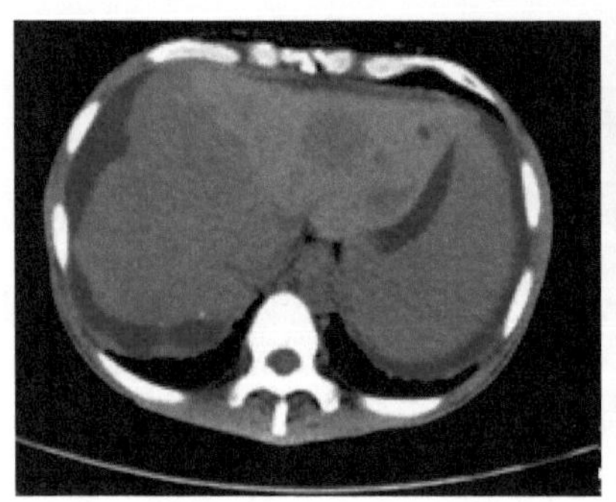
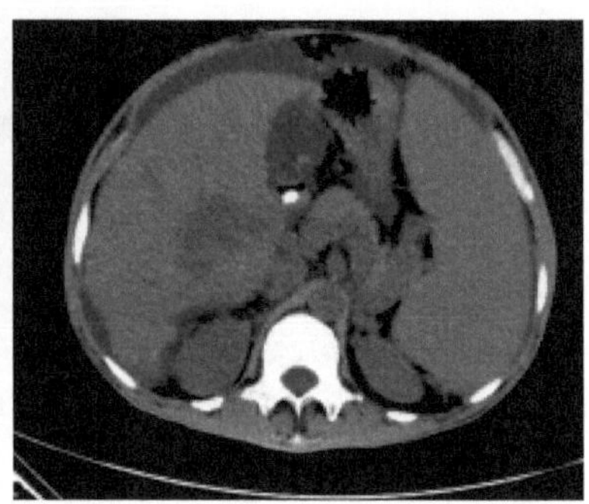

图 10-1 腹部 CT

【诊断及诊断依据】

诊断：肝癌，乙型肝炎肝硬化活动性失代偿期，腹水，脾功能亢进，食管胃底静脉曲张，低血糖，甲状腺功能减退症。

诊断依据：①肝癌：患者为中年男性，外院腹部增强 CT 提示肝内占位，行肝脏穿刺提示低分化腺癌，已经行多次肝癌 TACE、消融、靶向及免疫治疗，诊断明确。②乙型肝炎肝硬化活动性失代偿期、腹水、脾功能亢进、食管胃底静脉曲张：患者既往乙型肝炎病史时间长，先后出现乏力、腹胀等症状，以及肝功能损伤、门静脉高压症候群，影像学提示脾功能亢进、食管胃底静脉曲张、腹水，诊断明确。③低血糖：患者近 2 周频发低血糖，诊断明确。④甲状腺功能减退症：根据既往病史诊断明确。

【治疗经过】

入院后结合病史患者目前处于肝癌 BCLC 分期 D 期，腹水，肝功能 Child 分级 C 级，无法行靶向、免疫或 TACE 等治疗，以内科

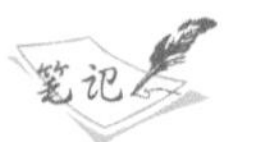

支持治疗为主，给予恩替卡韦联合替诺福韦酯抗病毒、调节肠道菌群、利尿、保肝抗炎治疗。患者入院期间多次发生严重低血糖，且多表现为无症状低血糖，治疗方面积极补充高糖以纠正低血糖。患者入院期间血糖变化趋势见表 10-1。

表 10-1　血糖变化趋势

单位：mmol/L

时间	空腹	早餐后 2 小时	午餐后 2 小时	晚餐后 2 小时	睡前
入院第 1 天	2.9	3.2	4.9	6.9	6.2
入院第 2 天	1.5	4.7	4.8	5.7	4.1
入院第 3 天	LOW	8.8	8.4	9.3	1.7
入院第 4 天	1.3	4.9	5.4	9.9	7.4
入院第 5 天	7.1	1.9	8.9	7.8	2
入院第 6 天	6.5	4.1	6.3	4.3	6.1
入院第 7 天	1.2	8.9	7.8	9.5	5.7
入院第 8 天	7	2.6	6.3	7.2	3.2
入院第 9 天	7.1	8.6	7.2	9.9	4.3

【随访】

出院后随访：患者处于肝恶性肿瘤终末期，预后不佳，且反复发生低血糖，嘱其及时进餐，自备 50% 葡萄糖。

病例分析

非胰岛细胞瘤低血糖目前尚无统一的诊断标准，多具备以下特征：①持续而严重的低血糖症；②非胰岛素升高引起的低血糖，血糖＜ 3 mmol/L，胰岛素＜ 3.0 mU/L，C 肽＜ 0.2 nmol/L，胰岛素原＜ 5 pmol/L；③血 GH、IGF-1 低于正常；④血清 IGF-2/IGF-1 ＞ 10 或 IGF-2 高于正常；⑤检测到血清中高水平的 IGF-2 可确诊；⑥影像

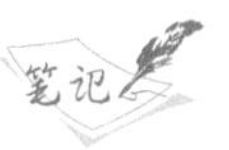

学检查可发现较大肿瘤；⑦排除其他原因引起的低血糖。

非胰岛细胞瘤低血糖的发病机制：①肿瘤组织生长和能量消耗增加；②肿瘤增加胰岛素刺激激素，或降低胰岛素抑制激素；③糖异生途径紊乱；④肿瘤可以产生大量含有类似胰岛素的物质继而产生胰岛素样效应，且与肿瘤大小相关。

治疗方面：主要分为肿瘤的治疗和低血糖的内科治疗。①肿瘤方面：本类疾病治疗的主要部分是治疗引起低血糖的原发肿瘤，如果手术能够完整切除肿瘤，术后血糖可恢复正常；若肿瘤不可切除，条件允许下实施减瘤手术，根据肿瘤类型，可选择化疗、放疗、冷冻消融、射频消融或选择性栓塞肿瘤滋养血管来控制肿瘤，从而达到改善低血糖的目的。②内科治疗：无法治疗潜在恶性肿瘤的情况下，可用内科治疗缓解低血糖，如增加热量摄入（包括定时加餐及静脉滴注葡萄糖）。如果仍出现低血糖，可考虑糖皮质激素治疗，常用药物为泼尼松 30 ～ 60 mg/d（口服）。如果低血糖持续存在，可试用胰高血糖素治疗。不推荐 GH 治疗，因其会促进肿瘤生长。

病例点评

非胰岛细胞肿瘤能够直接产生胰岛素、分泌影响胰岛素代谢的肽类或分泌可激活胰岛素受体的其他肽类，如胰岛素样生长因子 2（insulin-like growth factor 2，IGF- 2）前体、胰岛素样生长因子 1（insulin-like growth factor 1，IGF-1），通过不同机制引起葡萄糖血浆水平降低。而且在许多肿瘤中，其癌症相关的营养不良、脂肪和肌肉萎缩都会损害糖异生，低血糖的出现也与这类疾病相关。非胰岛细胞肿瘤可分泌胰岛素样生长因子 IGF-2 等激素，通过与胰岛素受体

结合而引起低血糖，而肿瘤负荷大过度消耗葡萄糖也可能导致低血糖。对于该类疾病，最行之有效的治疗方法就是肿瘤切除。该患者的治疗难点在于患者处于肿瘤晚期，无法行靶向、免疫或 TACE 等治疗，仅能予以内科支持治疗，无法从低血糖病因上进行治疗，且患者合并食管胃底静脉曲张，糖皮质激素的使用可能会增加出血风险。结合患者目前情况，仅予高糖纠正低血糖，患者预后不佳。

【参考文献】

1. ZHOU Z，WEI W，TU J，et al. Non-islet cell tumor hypoglycemia caused by breast tumor：a case report. Medicine（Baltimore），2021，100（48）：e27889.
2. FUKUDA I，ASAI A，NAGAMINE T，et al. Levels of glucose-regulatory hormones in patients with non-islet cell tumor hypoglycemia：including a review of the literature. Endocr J，2017，64（7）：719-726.
3. 杨芳，杨润祥 . 肿瘤患者低血糖的处理 . 中国临床医生杂志，2022，50（1）：16-18.

（鹿星梦　整理）

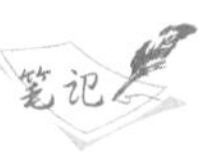

病例 11　慢性乙型病毒性肝炎合并 1 型糖尿病

病历摘要

【基本信息】

患者男性，30 岁，发现血糖升高 3 年，伴恶心、腹痛、体重下降 1 个月。

现病史：患者 3 年前无明显诱因发现血糖升高，无明显口干、多饮、多尿，无善食易饥，无消瘦、体重下降，无心慌、大汗、手抖，不规律口服二甲双胍降糖治疗，后自行停药。2 年前因突发恶心、腹痛，伴呕吐、乏力、纳差就诊，诊断为糖尿病酮症、1 型糖尿病，给予补液、降糖等消酮治疗，患者自此开始规律应用胰岛素治疗，起始为精蛋白生物合成人胰岛素皮下注射降糖，后改为门冬胰岛素联合睡前长效胰岛素降糖，平素监测血糖水平空腹 7 ～ 8 mmol/L，餐后 12 ～ 13 mmol/L。1 个月前患者无明显诱因再次感恶心、腹痛不适，多于三餐后出现，持续数分钟不等，每天发作 2 ～ 3 次，体重下降 10 kg，伴乏力、纳差，就诊于当地医院，经静脉输液治疗后恶心、腹痛较前好转，为进一步诊治就诊于我院门诊，查尿 11 项检查 + 全自动尿沉渣分析示 GLU（2+）、KET（4+），血糖 20.8 mmol/L，空腹 C 肽 0.84 ng/mL，糖化血红蛋白 8.8%，遂收入院治疗。患者自发病以来，睡眠欠佳，食欲欠佳，大便不规律，偶有腹泻，小便及体重变化如上述。

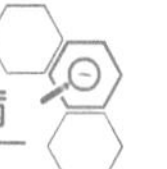

既往史：平素健康状况一般，慢性乙型病毒性肝炎病史 2 年，规律口服恩替卡韦抗病毒治疗。脂肪肝、高脂血症病史 2 年，未规律口服药物治疗，否认高血压、冠心病病史，否认其他传染病病史，否认食物、药物过敏史，否认手术、外伤史。

个人史：无地方病疫区居住史，无传染病疫区生活史，无冶游史，否认吸烟史，否认饮酒史，已婚，育有 2 子体健。

【体格检查】

体温 36.5 ℃，脉搏 100 次 / 分，血压 107/78 mmHg，呼吸 20 次 / 分，身高 180 cm，体重 55 kg，BMI 16.87 kg/m^2。神志清楚，精神欠佳，体形消瘦，查体合作。双肺呼吸音粗，未闻及干湿啰音。心界不大，心率 100 次 / 分，心律齐，未闻及心脏杂音。腹软，无压痛、反跳痛，肝脾肋下未触及，双下肢不肿，四肢肌力 5 级，病理征阴性。

【辅助检查】

血常规：WBC 2.73 × 10^9/L，NE% 41.70%，NE# 1.14 × 10^9/L，HGB 150.00 g/L，PLT 119.00 × 10^9/L。

尿 11 项检查 + 全自动尿沉渣分析：pH 6.5，GLU（4+），KET（2+），Pro（–）。

电解质 + 肾功能 + 血糖：K^+ 3.11 mmol/L，Na^+ 140.8 mmol/L，GLU 19.18 mmol/L，UREA 2.45 mmol/L，CERA 34.6 μmol/L，eGFR 164.9 mL/（min · 1.73 m^2）。

肝功能：ALT 16.4 U/L，AST 11 U/L，TBIL 15.9 μmol/L，DBIL 7.0 μmol/L，TP 58.5 g/L，ALB 38.6 g/L。

CRP：0 mg/L。

血脂：TCHO 2.58 mmol/L，TG 0.81 mmol/L，HDL-C 1.05 mmol/L，LDL-C 1.16 mmol/L。

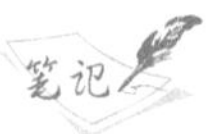

甲状腺功能：T3 0.61 ng/mL，T4 8.84 μg/dL，TSH 0.53 μIU/mL，FT3 2.39 pg/mL，FT4 1.46 ng/dL。

空腹胰岛素 +C 肽：INS 2.88 μU/mL，C-P 0.77 ng/mL。

糖化血红蛋白：8.8%。

（超敏）乙型肝炎病毒 DNA 测定：＜ 20 IU/mL。

腹部 CT 平扫 + 增强扫描：肝脏钙化灶；脾脏稍增大；胆囊壁略增厚，右肾低强化区，左肾囊肿。

【诊断及诊断依据】

诊断：1 型糖尿病，糖尿病酮症，慢性乙型病毒性肝炎，脂肪肝，高脂血症。

诊断依据：①1 型糖尿病：患者为青年男性，院外糖尿病诊断明确，结合患者体形消瘦，病程中多次发作酮症，胰岛素依赖，故首先考虑 1 型糖尿病，且患者此次间断腹痛、恶心来诊，查尿酮体 4+，尿糖 2+，糖尿病酮症诊断明确。②慢性乙型病毒性肝炎：根据既往病史可明确诊断。③脂肪肝、高脂血症：根据既往病史可明确诊断。

【治疗经过】

入院后予以积极补液、小剂量胰岛素降糖等消酮治疗，同时予补钾、抑酸治疗，治疗后血糖逐步平稳下降，复查尿酮体转阴，酮体转阴后过渡到门冬胰岛素三餐前皮下注射联合甘精胰岛素睡前皮下注射降糖，监测血糖变化（表 11-1），患者有低血糖发作，调整胰岛素治疗方案，血糖逐步平稳后出院。

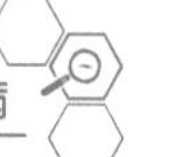

表 11-1 血糖监测表

单位：mmol/L

入院时间	空腹	早餐后 2 小时	午餐后 2 小时	晚餐后 2 小时	睡前
入院第 1 天	—	—	25.4	11.1	10.9
入院第 2 天	19.7	8.4	12.8	7.8	13.1
入院第 3 天	8.1	—	15.4	5.3	9.5
入院第 4 天	8.1	8.3	4.6	4.4	11.2
入院第 5 天	12.4	14.1	6.2	18	15.8
入院第 6 天	13.1	10.7	6.5	8.1	13.4
入院第 7 天	11.5	5	9.7	10.7	13.1
入院第 8 天	9.8	3.6	14.1	9.8	12.5
入院第 9 天	7.1	8.6			

【随访】

出院后 1 个月患者病情稳定，定期监测血糖水平，院外规律门冬胰岛素联合甘精胰岛素皮下注射降糖治疗，血糖偶有波动，但未再有糖尿病酮症发作。

病例分析

患者青年起病，体形消瘦，既往多次发作酮症，胰岛素依赖，故首先考虑 1 型糖尿病，考虑患者发病之初曾不规律应用口服药治疗，需与成人晚发自身免疫性糖尿病（latent autoimmune diabetes in adults，LADA）相鉴别。LADA 是指临床早期不依赖胰岛素治疗，以胰岛 β 细胞遭受缓慢的自身免疫损害为特征的糖尿病类型。在遗传背景、自身免疫反应、胰岛功能衰退速度、临床代谢特征等方面，LADA 同经典的 1 型糖尿病和 2 型糖尿病均存在差异。LADA 的诊断标准应同时具备下述 3 项：糖尿病起病年龄≥ 18 岁；胰岛自身抗体或胰岛自身免疫 T 细胞阳性；诊断糖尿病后不依赖胰岛素治疗至少 6 个月。

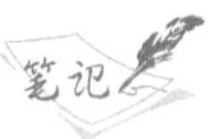

肝脏是重要的消化器官，感染乙型肝炎病毒后可能由于糖代谢异常、胰岛素抵抗、病毒对胰岛细胞的直接或免疫介导间接损伤而影响血糖。胰岛素依然是慢性乙型病毒性肝炎合并糖尿病患者常用的降糖药物，该患者选用了门冬胰岛素联合甘精胰岛素降糖。慢性乙型肝炎合并糖尿病患者使用胰岛素或胰岛素类似物来控制血糖容易引起血糖漂移，诱导机体出现氧化应激反应，大量氧自由基会进一步攻击肝细胞，诱发炎症反应导致肝纤维化。治疗过程中要避免血糖出现大的波动，尤其要警惕低血糖。该患者诊断为 1 型糖尿病，血糖控制依赖胰岛素，控制难度大，容易出现血糖波动而引发酮症或者低血糖。

病例点评

该患者 1 型糖尿病诊断明确，予以门冬胰岛素联合甘精胰岛素降糖，治疗过程中需警惕低血糖，且患者合并慢性乙型病毒性肝炎，肝脏维持血糖稳定的代谢途径受损，引起胰岛素抵抗和胰岛 β 细胞敏感性受损而导致糖代谢紊乱，容易引起血糖波动。研究显示乙型肝炎患者合并糖尿病的发生率为 2.5% ～ 12.7%，糖尿病有加重肝功能损害，增加患肝硬化、肝癌及其他并发症的风险。

病毒性肝炎与糖尿病的相互作用机制并未完全阐明，研究显示 HBV DNA 阳性乙型肝炎肝硬化患者的胰腺结构在电镜下发现超微结构发生改变，并且存在 HBV 颗粒，HBV 可以直接对胰腺造成损害，破坏胰岛 D 细胞引起胰岛素分泌异常。除病毒的直接损害外，病毒感染机体继发产生的免疫性损害可能更为重要，尤其是对胰岛 β 细胞的破坏。而且糖尿病加剧氧化应激产生，活性氧攻击肝细胞

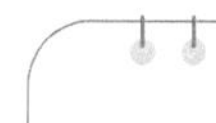

使DNA断裂，导致细胞凋亡，加速肝纤维化进程和炎症反应；破坏肝硬化患者的免疫保护作用，增加重症感染发生风险，损伤肝功能。该患者目前诊断为1型糖尿病，血糖容易波动，嘱患者注意规律饮食，坚持用药。

【参考文献】

1. YANG L，LIU X，LIANG H，et al. Pathophysiological characteristics in patients with latent autoimmune diabetes in adults using clamp tests：evidence of a continuous disease spectrum of diabetes. Acta Diabetol，2019，56（11）：1217-1224.
2. LI X，CHEN Y，XIE Y，et al. Decline pattern of beta-cell function in adult-onset latent autoimmune diabetes：an 8-year prospective study. J Clin Endocrinol Metab，2020，105（7）：dgaa205.
3. LU J，HOU X，TU H，et al. Chronic hepatitis B virus infection status is more prevalent in patients with type 2 diabetes. J Diabetes Investig，2017，8（4）：619-625.

（鹿星梦　整理）

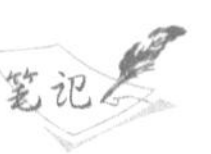

病例12 慢性乙型病毒性肝炎合并2型糖尿病（一）

病历摘要

【基本信息】

患者女性，53岁，主因“发现血糖升高20年，双下肢发凉、足部麻木刺痛3个月”入院。

现病史：患者20年前无明显诱因出现血糖升高，空腹血糖为7～8 mmol/L，无明显口干、多饮、多尿，无善食易饥，无消瘦、体重下降，无心慌、大汗、手抖，未规律监测血糖水平。10年前无明显诱因感双下肢发凉，双足部发麻、刺痛，伴双眼视物模糊，未系统诊治。半年前曾因为腹痛、呕吐就诊于我科，诊断为2型糖尿病、糖尿病周围神经病变，并给予其门冬胰岛素30皮下注射联合口服二甲双胍降糖，甲钴胺营养神经，依帕司他改善循环治疗，自述监测空腹血糖在8 mmol/L左右，双下肢症状较前有好转。3个月前患者感双下肢发凉及双侧足部麻木刺痛明显，双眼视物模糊加重，为进一步诊治，门诊以“2型糖尿病、糖尿病周围神经病变”收入我科。患者自发病以来，神志清楚，精神欠佳，食欲差，体重无明显变化。

既往史：平素健康状况一般，慢性乙型病毒性肝炎10年，目前服用恩替卡韦抗病毒治疗。高血压20年，目前应用硝苯地平30 mg qd、厄贝沙坦氢氯噻嗪1片qd降压治疗。高脂血症20年，目前口服降脂药物治疗。对青霉素过敏。

个人史：预防接种史不详。吸烟 10 年，1 包 / 日。饮酒 10 年，150 mL 白酒 / 日。已婚，已育，子女体健。

【体格检查】

体温 36 ℃，脉搏 76 次 / 分，血压 120/76 mmHg，呼吸 20 次 / 分，体重 55 kg。神志清楚，精神尚可，查体合作。双肺呼吸音粗，未闻及干湿啰音。心界不大，心率 76 次 / 分，心律齐，未闻及心脏杂音。腹软，无压痛、反跳痛，肝脾肋下未触及，双下肢不肿，四肢肌力 5 级，病理征阴性。

糖尿病周围神经病变专科查体：双踝关节反射正常，右侧拇趾震动觉减弱，双足底压力觉、针刺觉、温度觉减弱。

【辅助检查】

血常规：WBC 3.26×10^9/L，NE% 59.80%，NE# 1.95×10^9/L，MO% 11.10%，PLT 157.00×10^9/L，HGB 111.00 g/L。

尿 11 项检查 + 全自动尿沉渣分析：pH 5.5，SG ≥ 1.030，GLU（–），KET（+），Pro（–）。

电解质 + 肾功能 + 血糖：K^+ 3.35 mmol/L，Na^+ 140.8 mmol/L，Cl^- 100.8 mmol/L，CREA 51.2 μmol/L，URCA 253 μmol/L，GLU 11.77 mmol/L。

肝功能：ALT 16.3 U/L，AST 40.1 U/L，TP 63.9 g/L，ALB 36.5 g/L，GGT 837.9 U/L，TCHO 8.07 mmol/L，TG 18.25 mmol/L，HDL-C 1.02 mmol/L，LDL-C 5.71 mmol/L。

空腹 C 肽 + 胰岛素：C-P 2.25 ng/mL，INS 8.89 μU/mL。

糖化血红蛋白：7.3%。

甲状腺功能：T3 0.87 ng/mL，T4 7.51 μg/dL，TSH 1.76 μIU/mL，FT3 2.46 pg/mL，FT4 1.01 ng/dL。

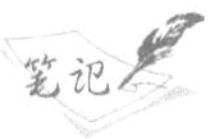

腹部MRI平扫：①脾脏多发结节灶，T_2压脂高信号，考虑良性，淋巴瘤？建议复查。②脂肪肝。

【诊断及诊断依据】

诊断：2型糖尿病，糖尿病性周围神经病，慢性乙型病毒性肝炎，高血压2级（很高危）。

诊断依据：①2型糖尿病、糖尿病性周围神经病：患者为中年女性，糖尿病病史20余年，目前长期使用胰岛素降糖治疗，无消瘦，无“三多一少”症状，病程中无反复发作酮症酸中毒倾向，故诊断为2型糖尿病。此外，患者诉双下肢发凉，伴双足部发麻、刺痛，结合患者糖尿病病史较长，故考虑糖尿病性周围神经病变。②慢性乙型病毒性肝炎：根据既往病史诊断明确。③高血压2级（很高危）：高血压20年，波动于（130～160）/（70～90）mmHg，因合并糖尿病，故分组为很高危。

【治疗经过】

患者入院后予以胰岛素强化降糖，监测血糖变化。糖尿病并发症方面糖尿病性周围神经病变诊断明确，给予甲钴胺营养神经、硫辛酸抗氧化应激治疗，治疗后患者血糖逐步平稳，双下肢症状有好转，血糖平稳后改为预混胰岛素每日2次皮下注射，同时联合二甲双胍治疗，监测血糖水平。肝病方面予以恩替卡韦规范抗病毒治疗。

【随访】

1. 继续二甲双胍联合门冬胰岛素30降糖治疗，同时依帕司他、甲钴胺改善循环、营养神经，血糖控制尚可，双下肢症状较前有所缓解。

2. 继续恩替卡韦抗病毒治疗，肝病科门诊定期随诊观察。

病例分析

乙型肝炎病毒和糖尿病的相关性目前尚存在争议。有学者研究发现 HBV 感染者发生糖尿病的概率高，国外报道成人慢性乙型肝炎（chronic hepatitis B，CHB）患者中 2 型糖尿病的发病率为 25%，为普通人群的 4 倍。Li-Ng 等研究也提示 2 型糖尿病在 HBV 感染者中的发病率显著高于无 HBV 感染者，种族间比较发现亚裔人群中 HBV 感染和无 HBV 感染者 2 型糖尿病的发病率分别为 65.0% 和 27.5%。关于慢性 HBV 感染和糖尿病的相关性及其机制尚待进一步研究。

病毒性肝炎合并糖尿病患者首先要治疗肝脏基础疾病，有条件抗病毒治疗的患者应及时规范抗病毒治疗，重视保护肝功能，同时积极控制高血糖。肝功能不稳定或肝脏疾病较重的患者要首选胰岛素，肝脏疾病和糖尿病较轻的患者通过调整饮食、适当运动和口服降糖药物也可较好地控制血糖。在合理选择降糖药物方面，首先选用胰岛素，因其不但可有效降低血糖，还有利于肝细胞修复和肝功能恢复。口服降糖药是糖尿病治疗的重要手段，但病毒性肝炎相关性糖尿病患者由于存在肝脏基础疾病，且许多口服药物经肝脏代谢，须注意避免药物对肝脏的损害。选药的首要原则是安全性，并应结合患者的临床特点（如胰岛功能、胰岛素敏感性、合并其他代谢紊乱的情况）。

目前 CHB 抗病毒治疗药物分为干扰素和核苷（酸）类似物。CHB 尚未出现肝硬化的糖尿病患者，且符合干扰素抗病毒指征者可以应用干扰素或 PEG 干扰素抗病毒治疗。但干扰素可能存在使糖尿病病情加重的风险，对血糖控制不满意的患者，建议先将血糖控制在较满意的水平，再考虑干扰素治疗。对于已经进展到肝硬化的患

者，抗病毒治疗方案推荐核苷（酸）类似物，治疗期间同样要注意耐药的定期监测和管理。但应用核苷（酸）类似物要注意评估糖尿病分期，尤其要注意是否出现糖尿病肾脏损害，如出现肾功能不全，应该避免使用阿德福韦酯，其他核苷（酸）类似物在肌酐清除率下降时需要调整药物剂量或用药间隔。

病例点评

该患者明确诊断为 2 型糖尿病、糖尿病性周围神经病变，同时合并慢性乙型病毒性肝炎，入院后予以胰岛素强化治疗后血糖逐步平稳，过渡到预混胰岛素联合二甲双胍降糖治疗，慢性乙型病毒性肝炎继续恩替卡韦抗病毒治疗，因该患者合并肝脏疾病，治疗过程中要警惕血糖波动，尤其是警惕低血糖发作，而且在选用降糖药物的时候要关注降糖药物对肝脏的影响。糖尿病合并慢性乙型病毒性肝炎患者的抗病毒治疗是关键，条件允许时要进行规范的抗病毒治疗。在慢性乙型病毒性肝炎的治疗过程中要关注干扰素、核苷（酸）类似物对内分泌系统的影响，有研究提示干扰素可损伤胰岛 β 细胞使原糖尿病病情加重或诱发 1 型糖尿病。此外，阿德福韦酯可以导致范可尼综合征、低血磷性骨软化症，其导致尿磷排泄增多有 3 个特点，即剂量依赖性、时间依赖性、可逆性。治疗方面目前主张将阿德福韦酯减量或停用，并补充中性磷、钙剂、维生素 D，则患者肾小管损害会逐渐恢复，血磷可升至正常，骨骼逐渐修复，骨痛消失。

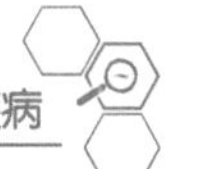

【参考文献】

1. TOLMAN K G，FONSECA V，DALPIAZ A，et al. Spectrum of liver disease in type 2 diabetes and management of patients with diabetes and liver disease. Diabetes Care，2007，30（3）：734-743.
2. ROMERO-GÓMEZ M，FERNÁNDEZ-RODRÍGUEZ C M，ANDRADE R J，et al. Effect of sustained virological response to treatment on the incidence of abnormal glucose values in chronic hepatitis C. J Hepatol，2008，48（5）：721-727.
3. LECUBE A，HERNÁNDEZ C，SIMÓ R，et al. Glucose abnormalities are an independent risk factor for nonresponse to antiviral treatment in chronic hepatitis C. Am J Gastroenterol，2007，102（10）：2189-2195.

（鹿星梦　整理）

笔记

病例 13　慢性乙型病毒性肝炎合并 2 型糖尿病（二）

病历摘要

【基本信息】

患者男性，54 岁，主因“多饮、多尿、多食、体重下降 13 年，血糖控制不佳 2 个月”入院。

现病史：患者 13 年前无明显诱因出现口干多饮、多尿，每日饮水 5 L，尿量与饮水量相当，伴易饥多食，体重下降 2.5 ～ 3 kg，伴乏力，就诊外院查空腹血糖 17 mmol/L，诊断为糖尿病，予以住院应用胰岛素强化治疗 2 周，出院后口服格列美脲、阿卡波糖降糖治疗，自诉血糖控制尚可。11 年前改为门冬胰岛素 30 10 IU 联合二甲双胍 0.5 g 每日 2 次，血糖仍控制不佳，患者自行将胰岛素加量，近 5 年来门冬胰岛素 30 早、晚餐前各 38 IU，自测空腹血糖 7 ～ 9 mmol/L，三餐后两小时 11 ～ 13 mmol/L。2 个月前无明显诱因自测血糖较前升高，空腹 11 mmol/L，三餐后两小时 13 ～ 17 mmol/L，为进一步诊治就诊于我院，门诊以“2 型糖尿病”收入院。自患病以来，患者精神、食欲、睡眠可，大小便正常，体力、体重较前无变化。

既往史：平素健康状况一般，慢性乙型病毒性肝炎 30 年，规律口服恩替卡韦抗病毒治疗。高血压病史 20 年，血压最高 160/100 mmHg，规律口服苯磺酸氨氯地平、替米沙坦治疗。否认冠心病病史，否认其他传染病病史，否认食物、药物过敏史，否认手术、外伤史。

个人史：无地方病疫区居住史，否认吸烟史，否认饮酒史，已婚，育有子女 2 人，配偶及子女体健。

【体格检查】

体温 36.5 ℃，脉搏 80 次 / 分，血压 121/75 mmHg，呼吸 21 次 / 分。神志清，精神尚可，查体合作。双肺呼吸音粗，未闻及干湿啰音。心界不大，心率 80 次 / 分，心律齐，未闻及心脏杂音。腹软，无压痛、反跳痛，肝脾肋下未触及，双下肢不肿，四肢肌力 5 级，病理征阴性。

【辅助检查】

血常规：WBC 4.02 × 10^9/L，NE% 53.3%，NE# 2.14 × 10^9/L，HGB 146.00 g/L，PLT 145.00 × 10^9/L。

尿 11 项检查 + 全自动尿沉渣分析：pH 5.5，SG 1.020，GLU（4+），KET（–），Pro（–），GLU（–）。

电解质 + 肾功能 + 血糖：K^+ 3.84 mmol/L，Na^+ 139.6 mmol/L，GLU 9.63 mmol/L，UREA 4.17 mmol/L，CERA 62 μmol/L，URCA 425 μmol/L，eGFR 108.8 mL/（min · 1.73 m^2）。

肝功能：ALT 56.0 U/L，LDH 119.2 U/L，ALP 43.3 U/L，TG 2.80 mmol/L，HDL-C 0.78 mmol/L，ApoA1 1.10 g/L。

空腹 C 肽 + 胰岛素：INS 27.51 μU/mL，C-P 1.69 ng/mL。

糖化血红蛋白：7.8%。

血脂：TCHO 4.46 mmol/L，TG 2.8 mmol/L，HDL-C 0.78 mmol/L，LDL-C 2.98 mmol/L。

乙型肝炎病毒核酸（超敏）：HBV DNA 未检测到。

甲状腺功能：T3 1.05 ng/mL，T4 7.32 μg/dL，TSH 2.62 μIU/mL，FT3 2.72 pg/mL，FT4 0.94 ng/dL。

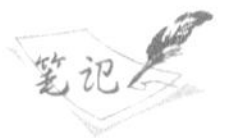

腹部B超：肝弥漫性病变伴轻度脂肪变，脾大，胆囊壁毛糙，胆囊多发息肉样病变。

【诊断及诊断依据】

诊断：2型糖尿病，高血压2级（很高危），慢性乙型病毒性肝炎。

诊断依据：①2型糖尿病：患者13年前无明显诱因出现口干多饮、多尿，伴易饥多食、体重下降、乏力，化验空腹血糖17 mmol/L，糖尿病诊断明确，中年起病，体形超重，长期口服药物治疗有效，无自发酮症倾向，考虑为2型糖尿病。②高血压2级（很高危）：高血压病史20年，血压最高160/100 mmHg，为2级，合并2型糖尿病，故为很高危。③慢性乙型病毒性肝炎：根据既往病史诊断明确。

【治疗经过】

入院后给予二甲双胍口服联合生物合成人胰岛素、地特胰岛素皮下注射降糖治疗，监测血糖变化，继续苯磺酸氨氯地平联合替米沙坦降压治疗，恩替卡韦抗病毒治疗，降糖治疗后发现血糖控制仍未达标，结合患者体形肥胖，有动脉粥样硬化性心血管疾病危险因素，遂调整为利拉鲁肽联合二甲双胍、达格列净及基础胰岛素控制血糖，继续监测血糖，逐步调整降糖方案，血糖逐步平稳。

【随访】

1. 继续二甲双胍、达格列净联合利拉鲁肽、基础胰岛素降糖治疗，血糖控制较平稳，门诊随诊，定期复查糖化血红蛋白、血糖、肝肾功能等。

2. 心内科门诊进一步评估动脉粥样硬化性心血管疾病高危因素，完善冠状动脉CTA检查后考虑冠状动脉粥样硬化，给予阿司匹林抗血小板、匹伐他汀降脂治疗。

病例分析

病毒性肝炎合并糖尿病要根据患者的肝病类型、肝脏代偿功能状况、糖代谢的紊乱程度、降糖药物的性质等合理选择降糖药物和基础肝病的治疗方式。糖尿病患者常合并肥胖，因此控制体重、调节饮食极其重要，但这对于大多病毒性肝炎患者却并不一定适合，因为活动性肝病患者进食差，且肝硬化尤其是失代偿期患者常合并营养不良，而肝病的恢复需要足够营养，这与糖尿病患者要控制饮食相互矛盾，因此对于病毒性肝炎相关性糖尿病患者在饮食控制策略上要考虑患者的肝病严重程度，做到两者兼顾。

该患者应用胰岛素强化治疗后血糖仍控制欠佳，结合患者体形肥胖，考虑存在胰岛素抵抗，改用胰高血糖素样肽 -1（GLP-1）受体激动剂联合基础胰岛素，同时联合二甲双胍、达格列净降糖治疗。GLP-1 受体激动剂属于肠促胰素类药物，在刺激胰岛素分泌的同时又能抑制胰高血糖素，而且可以通过大脑中枢抑制食欲减少进食、增加饱腹感、延缓胃排空达到减重的目的。随着研究的不断深入和循证医学证据的逐渐积累，该类药物在 2 型糖尿病治疗中的地位不断得到提升。2022 年 ADA 指南已将心血管高危因素纳入管理路径，对合并高危因素或动脉粥样硬化性心血管疾病的患者推荐证实有脑血管疾病获益的 GLP-1 受体激动剂。

病例点评

糖尿病患病率逐年上升，糖尿病指南也不断完善和更新，随着循证医学证据的不断积累，GLP-1 受体激动剂在指南中的地位逐渐

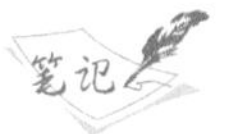

提高。2022 年 ADA 指南中 GLP-1 受体激动剂成为合并动脉粥样硬化性心血管疾病 / 高危因素患者的一线治疗选择。2018 年前各大指南糖尿病管理路径由降糖驱动，随着心血管结局研究（cardiovascular outcomes trials，CVOT）证据的增加，2018 年起各大指南治疗路径开始以个体化治疗为导向，对于合并高危因素或确诊动脉粥样硬化性心血管疾病的患者推荐有心血管获益的 GLP-1 受体激动剂。2020 版中华医学会糖尿病学分会指南保留降糖导向和心血管结局导向，GLP-1 受体激动剂分别处于二线治疗和二线优选地位，对于有低血糖风险和减重需求的特殊人群 GLP-1 受体激动剂也是指南推荐的首选药物。肝病合并糖尿病的患者血糖容易出现波动，从而诱导机体出现氧化应激反应，大量氧自由基会进一步攻击肝细胞，诱发炎症反应，导致肝纤维化，而且肝病包括慢性乙型病毒肝炎疾病本身或其治疗药物也会引起原有糖尿病病情加重或诱发新发糖尿病，目前已有干扰素治疗后诱发胰岛 β 细胞功能快速下降出现 1 型糖尿病的报道。当前 GLP-1 受体激动剂对于肝病的研究主要集中在非酒精性脂肪肝，非酒精性脂肪性肝病是一种无酒精及其他明确原因所引起的肝脏脂肪代谢障碍性疾病。

【参考文献】

1. CUSTRO N，CARROCCIO A，GANCI A，et al. Glycemic homeostasis in chronic viral hepatitis and liver cirrhosis. Diabetes Metab，2001，27（4 pt 1）：476-481.

2. LI-NG M，TROPP S，DANOFF A，et al. Association between chronic hepatitis B virus infection and diabetes among Asian Americans and Pacific Islanders. Dig Liver Dis，2007，39（6）：549-556.

3. JAN C F，CHEN C J，CHIU Y H，et al. A population-based study investigating the association between metabolic syndrome and hepatitis B/C infection（Keelung

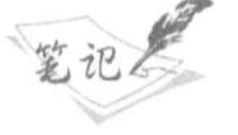

Community-based Integrated Screening study No. 10）. Int J Obes（Lond），2006，30（5）：794-799.

4. CHEN H F，LI C Y，CHEN P，et al. Seroprevalence of hepatitis B and C in type 2 diabetic patients. J Chin Med Assoc，2006，69：146-152.

（鹿星梦　整理）

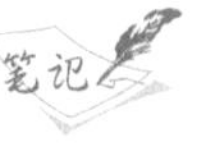

病例 14 乙型肝炎肝硬化合并糖尿病

病历摘要

【基本信息】

患者男性，60 岁，主因“发现 HBsAg 阳性 30 余年，间断乏力 2 年”入院。

现病史：患者 30 余年前发现 HBsAg 阳性，无特殊不适。2009 年就诊于我院门诊查肝功能异常（具体不详）、HBV DNA 阳性，腹部超声提示肝硬化、脾大、少量腹水，诊断为乙型肝炎肝硬化活动性失代偿期，予以拉米夫定、阿德福韦酯抗病毒，同时保肝治疗，此后监测肝功能正常、复查 HBV DNA $< 5 \times 10^2$ IU/mL。2019 年 6 月患者出现便血，入住我院感染科，查血常规 NE% 81.71%，PLT 48.40×10^9/L，WBC 4.68×10^9/L，RBC 4.93×10^{12}/L，HGB 148.00 g/L；HBV DNA 未检测到；肝功能 TBIL 19.7 μmol/L，DBIL 7.3 μmol/L，TP 60.0 g/L，ALB 35.5 g/L，LDH 106.2 U/L；凝血功能 PTA 67.00%；电子胃镜提示食管胃底静脉曲张重度，行胃镜下硬化治疗；腹部增强 CT 提示肝硬化，脾大，脾静脉，食管下段 – 胃底静脉曲张，脾肾分流，肝右叶肝内胆管轻度扩张，给予恩替卡韦联合阿德福韦酯抗病毒及对症止血、保肝治疗后患者病情好转出院。患者近期自觉轻度乏力，无腹胀、尿黄，无呕血、黑便，现为进一步复查，门诊以“乙型肝炎肝硬化失代偿期”收入院。患者本次发病以来，精神、食欲、睡眠尚可，尿色淡黄，尿量尚可，大便正常，近期体重无明显变化。

既往史：2002年诊断为2型糖尿病，目前口服阿卡波糖100 mg tid，利格列汀5 mg qd，二甲双胍0.5 g bid，晚餐前德谷门冬双胰岛素35 IU皮下注射降糖治疗，空腹血糖8 mmol/L左右。2020年1月我院腰椎MRI提示腰椎间盘突出。高血压病史2年，目前服用卡维地洛10 mg qd降压治疗。否认冠心病病史，否认其他传染病病史，否认食物、药物过敏史，否认外伤、手术史。

个人史：无地方病疫区居住史，无传染病疫区生活史，无冶游史，有吸烟史40年、10支/日，否认饮酒史，已婚，已育，爱人及1女体健。

【体格检查】

体温36 ℃，脉搏72次/分，血压109/76 mmHg，呼吸18次/分。神志清，精神尚可，查体合作。双肺呼吸音粗，未闻及干湿啰音。心界不大，心率72次/分，心律齐，未闻及心脏杂音。腹软，无压痛、反跳痛，肝脾肋下未触及，双下肢不肿，四肢肌力5级，病理征阴性。

【辅助检查】

血常规：WBC 1.97×10^9/L，NE# 1.34×10^9/L，HGB 114.0 g/L，PLT 38.0×10^9/L，NE% 68.10%。

肾功能+血糖：UREA 8.55 mmol/L，GLU 6.78 mmol/L。

糖化血红蛋白：8.5%。

凝血功能：PT 14.60 s，PTA 64.00%，PT比值1.34，INR 1.35，D-二聚体1.48 mg/L。

肝功能：ALB 37.0 g/L，ALT 15.7 U/L，TBIL 12.0 μmol/L。

乙肝五项：HBsAg 24.44 IU/mL，AntiHBe 0.01 S/CO，AntiHBc 7.43 S/CO。

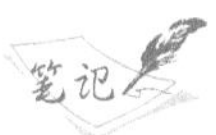

（超敏）乙型肝炎病毒 DNA 测定：未检测到。

腹部超声：肝硬化，脾大，脾静脉增宽，胆囊壁毛糙。门静脉高压血流改变，门静脉主干附壁血栓形成。

电子胃镜检查：食管胃底静脉曲张描述分级 G-E-2-2，F1，食管胃底静脉曲张轻度，给予 ESVD（内镜下食管胃底静脉曲张精准断流术）+EIS（内镜下硬化剂注射术），半年后复查（图 14-1）。

腹部增强 MRI（肝、胆、胰腺）：肝硬化，脾大，食管下段－胃底静脉曲张，脾肾静脉分流。

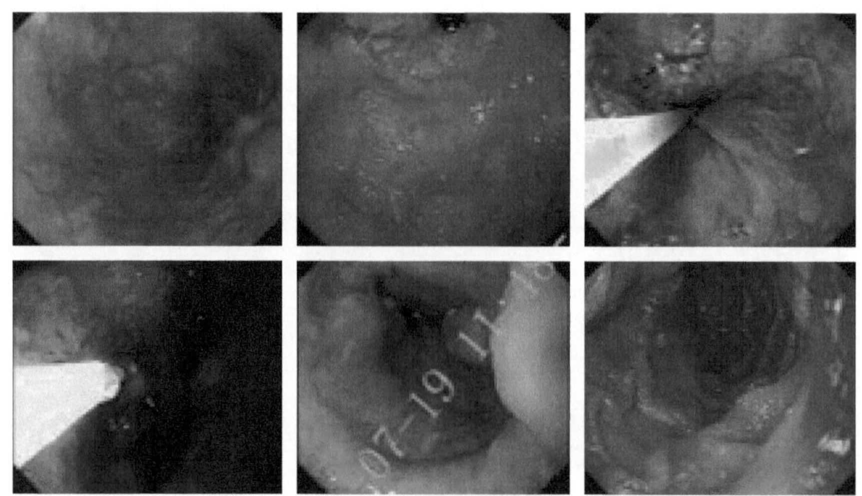

图 14-1　电子胃镜检查

【诊断及诊断依据】

诊断：乙型肝炎肝硬化活动性失代偿期，食管胃底静脉曲张，脾功能亢进，腹水，2 型糖尿病，高血压病 3 级（很高危）。

诊断依据：①乙型肝炎肝硬化活动性失代偿期、食管胃底静脉曲张、脾功能亢进、腹水：患者为老年男性，有慢性乙型病毒性肝炎、肝癌家族史，发现 HBsAg 阳性多年；2009 年发现肝硬化、脾大、腹水，一直规律抗病毒治疗；2019 年 6 月因消化道出血入院，

笔记

胃镜提示食管胃底静脉曲张重度，多次行内镜下硬化治疗，影像学检查提示少量腹水。故上述诊断成立。② 2 型糖尿病：患者为老年男性，糖尿病病史多年，长期口服药物及联合胰岛素皮下注射降糖治疗有效，无明显“三多一少”症状，考虑其病史较长，病程中无反复发作酮症倾向，2 型糖尿病诊断明确。③高血压 3 级（很高危）：高血压病史 2 年，血压最高达 160/110 mmHg，合并糖尿病，故分组很高危。

【治疗经过】

患者入院后清淡饮食，卧床休息，监测血压、血糖，给予丙酚替诺福韦抗病毒，还原型谷胱甘肽保肝，卡维地洛降低门静脉压力，晚餐前德谷门冬双胰岛素 35 IU 联合阿卡波糖 100 mg tid、利格列汀 5 mg qd、二甲双胍 0.5 g bid 治疗，但血糖控制欠佳，空腹血糖偏低，曾有夜间低血糖，而餐后两小时血糖控制差。患者食管胃底静脉曲张重度，曾有消化道出血病史，不宜连用多种消化道副作用口服药物，且前述方案经济负担重，故停用该方案，改为中预混胰岛素类似物精蛋白锌重组赖脯胰岛素混合注射液（50R）早、晚餐前皮下注射，血糖较前有好转。

【随访】

1. 出院后 1 个月继续精蛋白锌重组赖脯胰岛素混合注射液（50R）皮下注射联合口服药物降糖治疗，血糖控制较平稳，近 1 个月未再有低血糖发作。

2. 肝病方面继续抗病毒，呋塞米、螺内酯利尿，卡维地洛降低门静脉压力，水飞蓟宾保肝治疗，肝病科门诊随诊，定期复查。

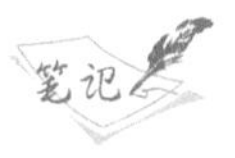

病例分析

由于肝硬化合并糖尿病患者与普通的2型糖尿病患者临床特征有较大差异，故降糖药物治疗必须考虑肝硬化对药物的影响。肝硬化改变的肝脏血流、液体分布、血浆蛋白、肠黏膜通透性和肠道菌群等诸多因素都可能影响药物的吸收、分布、代谢、清除和生物利用度。通过肝脏细胞色素P450酶系统代谢的药物，在肝硬化时代谢可能会发生很大改变。肝细胞数量减少和功能减退以及门体分流导致的胰岛素清除减少，可增加低血糖风险，导致胰岛素需求量多变且难以预估。肝脏在乳酸代谢过程中起重要作用，在肝硬化患者中应用二甲双胍等药物可能增加乳酸性酸中毒、低血压和肾功能不全等风险。此外，低白蛋白血症会增加高蛋白结合药物的游离血浆浓度，且某些口服降糖药物还具有肝脏毒性。

对于肝硬化患者，理想的口服降糖药物应具有肝脏代谢少、血浆蛋白结合率低、不经肝脏清除、半衰期短且无低血糖或肝毒性风险等优点。二肽基肽酶Ⅳ抑制剂（dipeptidyl peptidase-4 inhibitor，DPP-4i）是葡萄糖依赖性促胰岛素分泌剂，主要通过肾脏排泄，不易诱发低血糖反应且不增加体重。在肝功能损伤时，各种DPP-4i的药代动力学虽然都会发生一定程度的变化，但是利格列汀、沙格列汀在肝功能损伤时无须调整剂量；西格列汀和阿格列汀在轻中度肝功能损伤时无须调整剂量，但在严重肝功能损伤患者中应用经验不足。

病例点评

肝脏是胰岛素代谢的主要器官（占40%～50%），肝硬化肝损

伤会影响胰岛素水平及其降糖作用，并增加低血糖风险。对于肝功能损伤的肝硬化患者，在使用胰岛素降糖达标的同时还需避免低血糖反应，这具有很大的难度。为最大限度降低胰岛素治疗时低血糖发生率，必须个体化制定肝硬化患者的血糖控制目标，建议根据定期监测的血糖水平谨慎选择胰岛素的品种和剂量，以及是否联合口服降糖药物。胰岛素是肝硬化合并糖尿病患者有效的降糖药物之一，可用于任何程度肝功能损伤的肝硬化患者，可作为中度至重度肝功能损伤肝硬化患者的一线用药。接受胰岛素治疗的肝硬化患者需要通过定期监测血糖甚至血液胰岛素浓度来调整剂量，从而减少低血糖和高血糖的发生风险。推荐单用基础胰岛素或联合餐时速效胰岛素作为肝硬化合并糖尿病患者的治疗方案。

【参考文献】

1. American Diabetes Association. 2. Classification and diagnosis of diabetes：*Standards of Medical Care in Diabetes-2021*. Diabetes Care，2021，44（Suppl 1）：S15-S33.
2. KUMAR R. Hepatogenous diabetes：an underestimated problem of liver cirrhosis. Indian J Endocrinol Metab，2018，22（4）：552-559.
3. NATH P，ANAND A C. Hepatogenous diabetes：a primer. J Clin Exp Hepatol，2021，11（5）：603-615.

（鹿星梦　整理）

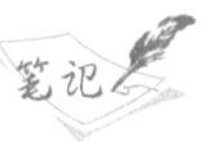

病例 15　丙型肝炎肝硬化合并 2 型糖尿病

病历摘要

【基本信息】

患者女性，50 岁，主因“消瘦 18 年，伴血糖控制欠佳 8 天”入院。

现病史：患者 18 年前无明显诱因出现消瘦，体重下降 1.5 ～ 2.5 kg，无明显口干、多饮、多尿，无多食易饥，当时就诊于外院查空腹血糖 18 mmol/L，并诊断为糖尿病，给予精蛋白生物合成人胰岛素注射液（预混 30R）皮下注射 1 日 2 次治疗，自诉平时空腹血糖波动于 6 ～ 7 mmol/L，未监测餐后血糖。13 年前自觉血糖控制欠佳（具体不详），遂改为门冬胰岛素 30 皮下注射降糖治疗，调整治疗后血糖有好转，自述空腹血糖波动于 7 ～ 8 mmol/L。近 4 年来间断出现左侧手指指腹、左侧手掌、左侧上肢及左侧髂部麻木、酸痛，持续时间较长，口服甲钴胺治疗后有缓解，但症状有反复，并出现双眼视物模糊，于我院肝病科住院诊断为糖尿病视网膜病变、糖尿病周围神经病变，无尿中泡沫增多，血糖控制欠佳，空腹血糖波动于 7 ～ 13 mmol/L，2 年前住院治疗将其降糖方案改为精蛋白锌重组赖脯胰岛素混合注射液（50R）联合阿卡波糖。半年前患者因空腹血糖控制欠佳，波动于 8 mmol/L 左右，加用西格列汀口服，未规律监测血糖水平。此次因 8 天前监测餐后血糖 21.8 mmol/L，为进一步诊治，门诊以“2 型糖尿病”收入我科。患者自发病以来，神志清，

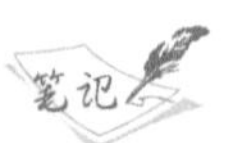

精神可，睡眠欠佳，大便基本正常，小便如上述，近期体重无明显变化。

既往史：2003 年查丙肝抗体阳性，并存在病毒复制，给予抗病毒治疗，后因免疫抑制停药反复，于 2010 年诊断为丙型肝炎肝硬化活动性失代偿期、腹水、低蛋白血症、食管胃底静脉曲张重度、脾功能亢进，并曾因为食管胃底静脉曲张出现消化道出血，诊断为中度贫血，多次复查胃镜行止血治疗，后复查丙肝病毒复制低于下限，平素口服扶正化瘀片治疗，间断口服多烯磷脂酰胆碱及水飞蓟宾治疗。2012 年于我院住院期间诊断为肠道菌群失调、反流性食管炎、硒缺乏。否认冠心病、脑血管病史，否认其他传染病病史，否认食物、药物过敏史，1991 年行剖宫产术。

个人史：无地方病疫区居住史，无传染病疫区生活史，无冶游史，否认吸烟史，否认饮酒史，已婚，育有 1 子 1 女，子女体健。

【体格检查】

体温 36.3 ℃，脉搏 82 次 / 分，血压 126/71 mmHg，呼吸 20 次 / 分，体重 56 kg。神志清，精神尚可，查体合作。双肺呼吸音粗，未闻及干湿啰音。心界不大，心率 82 次 / 分，心律齐，未闻及心脏杂音。腹软，无压痛、反跳痛，肝脾肋下未触及，双下肢不肿，四肢肌力 5 级，病理征阴性。

【辅助检查】

血常规：WBC 1.88 × 10^9/L，NE% 81%，NE# 2.55 × 10^9/L，HGB 106.00 g/L，PLT 49.00 × 10^9/L。

电解质 + 肾功能 + 血糖：K^+ 3.45 mmol/L，Na^+ 139.2 mmol/L，GLU 9.31 mmol/L，UREA 4.51 mmol/L，CERA 40.9 μmol/L，URCA 293 μmol/L，eGFR 116.6 mL/（min · 1.73 m^2）。

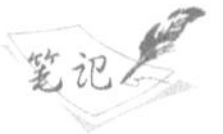

肝功能：ALT 25.4 U/L，AST 38.4 U/L，TBIL 12.2 μmol/L，DBIL 4.6 μmol/L，TP 65.2 g/L，ALB 35.6 g/L。

空腹C肽：1.48 ng/mL。

糖化血红蛋白：8.3%。

血脂：TCHO 4.39 mmol/L，TG 0.51 mmol/L，HDL-C 1.34 mmol/L，LDL-C 2.41 mmol/L。

甲状腺功能：T3 0.78 ng/mL，T4 4.87 μg/dL，TSH 2.92 μIU/mL，FT3 2.54 pg/mL，FT4 0.68 ng/dL。

丙肝病毒定量（HCV-RNA）：$< 2.5 \times 10^2$ IU/mL。

尿微量白蛋白（MAL）：25.0 mg/L。

电子胃镜检查（图15-1）：食管静脉轻度曲张，胃底排胶溃疡。

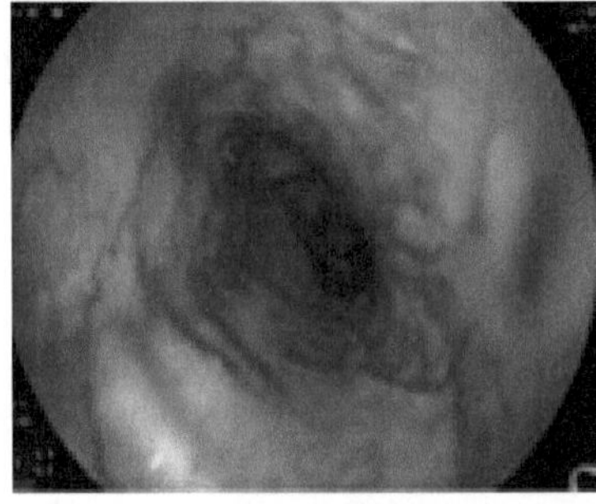
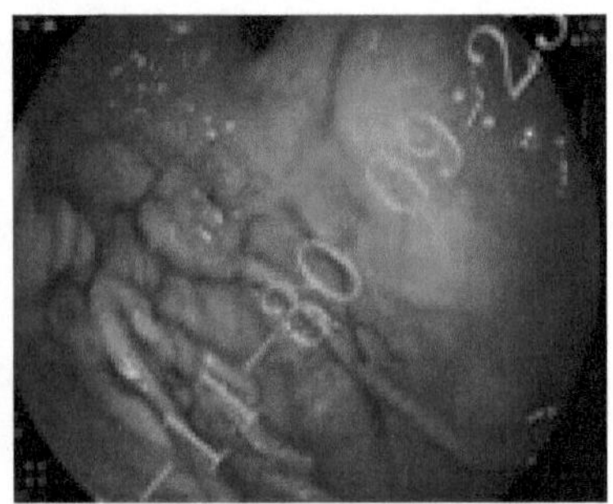

图15-1 电子胃镜检查

【诊断及诊断依据】

诊断：2型糖尿病，糖尿病周围神经病变，糖尿病视网膜病变，丙型肝炎肝硬化活动性失代偿期，食管胃底静脉曲张，肠道菌群失调，反流性食管炎，硒缺乏。

诊断依据：①2型糖尿病（血糖控制欠佳）、糖尿病周围神经病变、糖尿病视网膜病变：患者无明显诱因出现消瘦，结合多次查空腹血糖升高，诊断糖尿病明确，后给予胰岛素治疗。间断左侧手指

指腹、左侧手掌、左侧上肢及左侧髂部麻木、酸痛，并感双眼视物模糊，诊断糖尿病视网膜病变、糖尿病周围神经病变明确，结合患者中年女性，体形偏胖，病程无反复酮症倾向，故考虑 2 型糖尿病。②丙型肝炎肝硬化活动性失代偿期、食管胃底静脉曲张：2003 年查丙肝抗体阳性，并存在病毒复制，给予抗病毒治疗，后因免疫抑制停药反复，于 2010 年诊断丙型肝炎肝硬化活动性失代偿期、腹水、低蛋白血症、食管胃底静脉曲张重度、脾功能亢进明确，并曾因为食管胃底静脉曲张出现消化道出血。③肠道菌群失调、反流性食管炎、硒缺乏：根据既往病史可明确诊断。

【治疗经过】

入院后给予糖尿病饮食，赖脯胰岛素三餐前皮下注射及甘精胰岛素睡前皮下注射联合口服阿卡波糖、西格列汀降糖治疗，甲钴胺营养神经治疗，后因口服甲钴胺效果欠佳改为腺苷钴胺皮下注射联合硫酸锌抗氧化治疗，患者治疗后双手症状稍有好转。因其既往有肝硬化病史，合并食管胃底静脉曲张，故给予完善胃镜检查明确食管胃底静脉情况，提示轻度静脉曲张，继续当前消肿、扶正化瘀治疗，后因患者考虑出院后胰岛素长期应用的依从性要求减少胰岛素注射次数，遂改为精蛋白锌重组赖脯胰岛素混合注射液（50R）皮下注射 1 日 2 次降糖。

【随访】

1. 继续密切监测血糖水平，长期精蛋白锌重组赖脯胰岛素混合注射液（50R）联合阿卡波糖、西格列汀降糖治疗，后患者血糖较为平稳，双手仍有麻木、发凉，嘱其继续口服营养神经药物以改善微循环治疗。

2. 针对肝硬化并发症继续当前消肿、扶正化瘀对症治疗，肝病

方面门诊随诊，定期复查肝功能、HCV RNA、甲胎蛋白、腹部影像学等检查。

病例分析

丙型肝炎病毒感染是糖尿病发生的重要危险因素之一。国外有学者对952例门诊肝炎患者进行了研究，其中包括544例慢性乙型病毒性肝炎患者、286例慢性丙型肝炎患者和122例抗病毒治疗后病毒清除的慢性丙型肝炎患者，结果显示3组患者糖尿病的发生率分别为6.3%、13.6%和9.0%，胰岛素抵抗的发生率分别为36.3%、54.3%和35.7%，慢性丙型肝炎组显著高于其他两组。国内报道慢性丙型肝炎患者合并糖尿病的发病率高达32%，显著高于对照人群的7.6%。慢性丙型肝炎相关性糖尿病发病机制主要和胰岛素抵抗有关，有研究报道丙型肝炎病毒核心蛋白可直接抑制胰岛素信号转导从而诱发胰岛素抵抗。

肝硬化是由一种或多种病因引起的，以肝脏弥漫性纤维化、假小叶和再生结节形成为组织学特征的慢性进展性肝病，特别是存在肝功能损伤时，会影响糖代谢，甚至出现糖耐量减低和以餐后血糖升高为主的糖尿病。研究表明，大约只有30%的肝硬化患者糖代谢正常。利用持续葡萄糖监测（continuous glucose monitoring，CGM）技术发现几乎所有的肝硬化患者都有糖耐量减低或糖尿病。糖化血红蛋白水平与红细胞寿命呈正相关，肝硬化患者因脾功能亢进、消化道出血、造血原料缺乏等导致贫血和糖化血红蛋白降低，从而降低糖化血红蛋白诊断糖尿病的敏感性。Addepally等通过CGM技术在肝硬化患者中发现了14%因空腹血糖和糖化血红蛋白漏诊的糖尿

病，提示未来也许可以应用 CGM 技术来筛查肝硬化患者的糖尿病。同样原因，糖化血红蛋白也不适合用于肝硬化合并糖尿病患者的血糖监测，特别是合并贫血或肝功能损伤的患者。

鉴于肝硬化患者容易出现夜间低血糖事件，对于低血糖高危人群需要密切监测血糖。肝硬化患者低血糖的危险因素主要包括肝功能损伤重、空腹血糖水平低、饮酒、禁食状态或进食量少及接受胰岛素或磺脲类药物治疗。一项采用 CGM 技术的研究发现，糖化血红蛋白≥ 7.0% 的非贫血肝硬化患者夜间低血糖发生率为 20%，而糖化血红蛋白＜ 7.0% 的患者夜间低血糖发生率高达 34%。

病例点评

对于合并糖尿病的肝硬化患者，特别是在应用胰岛素、磺脲类药物或格列奈类药物治疗时，短期或长期应用 CGM 有助于监测患者的血糖控制情况和发现夜间低血糖。肝硬化合并糖尿病患者，需要按照肝功能分级和年龄确定血糖控制目标。对于肝功能良好的非老年肝硬化患者，其血糖控制目标与无肝硬化的患者相同，建议遵循当前的 2 型糖尿病管理指南。肝功能损伤的肝硬化患者预后主要取决于肝病并发症而非代谢性心血管事件，这些患者的餐前毛细血管血糖建议维持在 5.5 ～ 11.0 mmol/L，特别是在其接受胰岛素治疗期间。过度提高胰岛素剂量会增加低血糖风险，注射速效胰岛素的肝硬化失代偿期患者更容易出现餐后迟发低血糖现象，需要密切监测。鉴于年龄≥ 65 岁的老年肝硬化合并糖尿病患者常有多种基础疾病，认知能力和自我管理能力下降，预期寿命较短，建议这些患者适当放宽血糖、血压和血脂等控制目标。

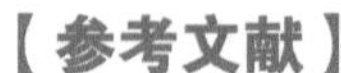

【参考文献】

1. ASRANI S K，DEVARBHAVI H，EATON J，et al. Burden of liver diseases in the world. J Hepatol，2019，70（1）：151-171.
2. ZHENG Y，LEY S H，HU F B. Global aetiology and epidemiology of type 2 diabetes mellitus and its complications. Nat Rev Endocrinol，2018，14（2）：88-98.
3. LEE W G，WELLS C I，MCCALL J L，et al. Prevalence of diabetes in liver cirrhosis：a systematic review and meta-analysis. Diabetes Metab Res Rev，2019，35（6）：e3157.
4. YOUNOSSI Z M，GOLABI P，DE AVILA L，et al. The global epidemiology of NAFLD and NASH in patients with type 2 diabetes：a systematic review and meta-analysis. J Hepatol，2019，71（4）：793-801.

（鹿星梦　整理）

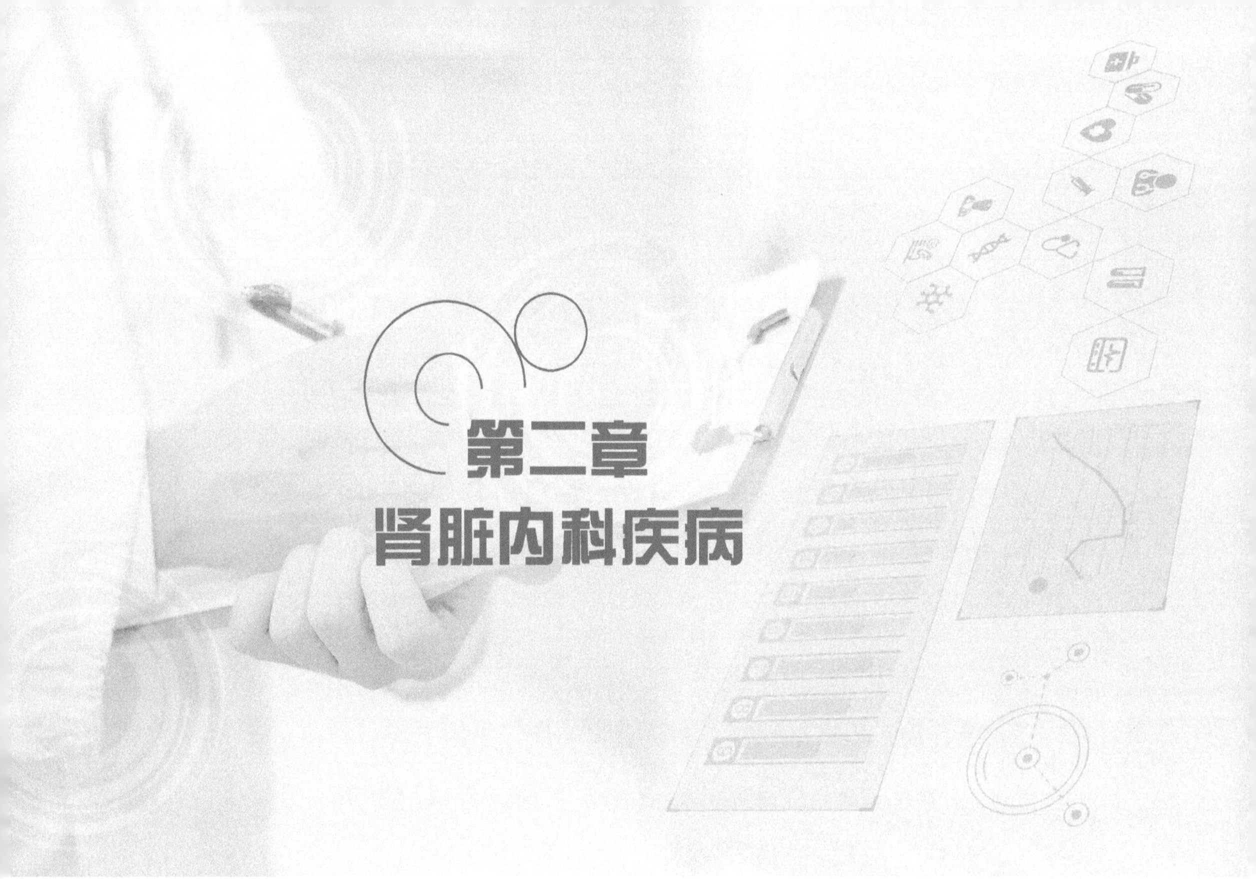

第二章 肾脏内科疾病

病例 16 HIV 感染相关肾脏病——膜性肾病

病历摘要

【基本信息】

患者男性，49 岁，主因“双下肢水肿 5 个月”入院。

现病史：患者 5 个月前无明显诱因出现双下肢水肿，就诊于山西某医院，诊断为慢性肾脏病，给予对症治疗（具体不详）。2 个月前就诊于四川某医院，诊断为肾病综合征，伴高血压、甲状腺功能

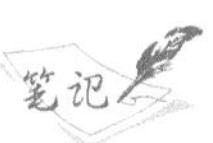

减退，给予缬沙坦口服降尿蛋白、他汀类药物调节血脂，并补充甲状腺素片治疗，同时查 HIV 抗体阳性，当地公共卫生中心确证试验阳性，$CD4^{+}T$ 淋巴细胞计数 393 个 /μL。给予补充白蛋白、利尿等治疗后双下肢水肿有所好转。1 个月前启动 HAART，方案为阿巴卡韦 + 拉米夫定 + 洛匹那韦 / 利托那韦。现患者双下肢水肿再次加重，为进一步治疗来我院。

既往史：否认糖尿病、冠心病病史，否认其他传染病病史，否认食物、药物过敏史，否认重大外伤、手术史。

个人史：生于四川，在山西工作，否认冶游史，否认吸烟、饮酒史，离异，子女体健。

【体格检查】

体温 37 ℃，脉搏 90 次 / 分，呼吸 20 次 / 分，血压 130/90 mmHg。意识清晰，周身未见皮疹，双侧颈部可触及直径 3 ～ 4 mm 淋巴结，活动可，无触痛。结膜无苍白，口腔黏膜未见溃疡及白斑，颈软无抵抗。双肺呼吸音粗，双下肺呼吸音低，未闻及干湿啰音及胸膜摩擦音。心界不大，心率 90 次 / 分，心律齐，各瓣膜听诊区未闻及病理性杂音。腹部平坦，全腹无压痛及反跳痛，腹部未触及包块，肝、脾、胆囊未触及，移动性浊音阴性。双下肢及腰骶部重度水肿，四肢肌力、肌张力正常，双侧 Babinski 征阴性。

【辅助检查】

24 小时尿蛋白定量：4.92 g/d。

血常规：HGB 94 g/L。

血生化：K^{+} 2.83 mmol/L，CREA 109.8 μmol/L，ALB 16.2 g/L，eGFR 68.93 mL/（min · 1.73 m^2），CHOL 6.47 mmol/L，TG 2.34 mmol/L，HDL-C 0.98 mmol/L，LDL-C 3.94 mmol/L。

甲状腺功能：TT3 3.51 μg/dL，TSH 7.9 μIU/mL。

$CD4^+T$ 淋巴细胞计数：405 个 /μL。

HIV 抗体：阳性。

HIV RNA：114 copies/mL。

自身免疫系列：未见异常。

肿瘤系列：未见异常。

胸部 CT：双侧胸腔积液。

肾穿刺活检病理（图 16-1）：皮质内可见肾小球 12 个左右。肾脏皮质内可见灶性炎症。大部分肾小球结构正常，可见一个肾小球玻璃样变，周围淋巴细胞浸润。部分近曲小管上皮肿胀、嗜酸性变，部分肾小管内可见蛋白样管型。免疫组化显示肾小球及肾小管内存在 IgG 沉着。PAS 染色显示部分肾小管基底膜增厚。刚果红染色显示部分肾小球和肾小管内存在淀粉样物质沉积。电镜观察（图 16-2）：肾小球基底膜弥漫性增厚伴钉突样增生，部分包裹电子致密物，上皮下及基底膜内可见多数块状电子致密物沉积，上皮足突广泛融合。肾小管上皮细胞溶酶体增多，肾间质少量淋巴单核细胞浸润伴胶原纤维增生。病理诊断：符合Ⅱ～Ⅲ期膜性肾病。

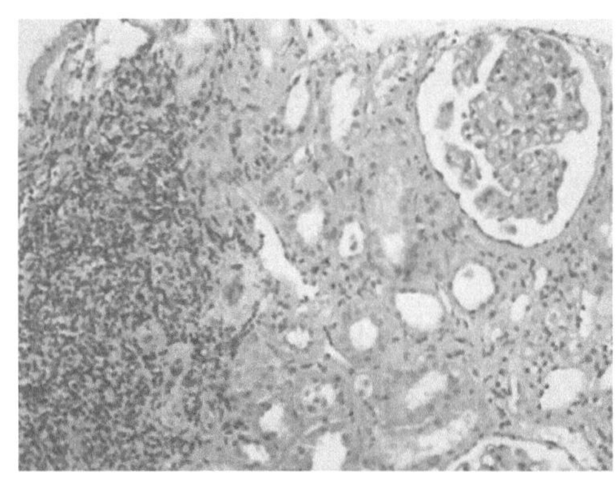

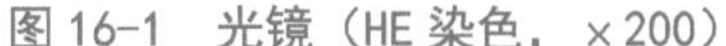

图 16-1　光镜（HE 染色，×200）

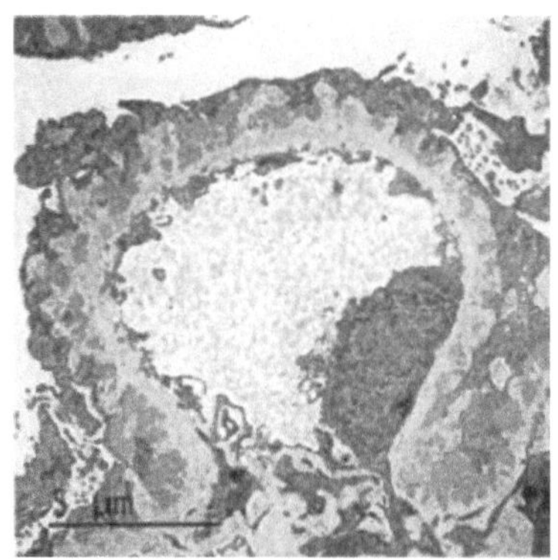

图 16-2　电镜

【诊断及诊断依据】

诊断：肾病综合征，HIV 感染相关肾脏病，慢性肾脏病 2 期，膜性肾病，肾性贫血（轻度），甲状腺功能减退，HIV 感染（无症状期）。

诊断依据：患者为中年男性，临床表现为大量蛋白尿（> 3.5 g/d）、低蛋白血症（< 30 g/L）、水肿、高脂血症，肾病综合征诊断明确。该患者无糖尿病、自身免疫性疾病等其他原发病的证据，考虑为 HIV 感染相关肾脏病。患者病程大于 3 个月，eGFR 为 68.93 mL/（min · 1.73 m^2），为慢性肾脏病 2 期。结合其病理表现，诊断为膜性肾病。患者 HGB 94 g/L，诊断为肾性贫血（轻度）。结合其甲状腺功能检查结果，诊断为甲状腺功能减退。患者无继发机会性感染、恶病质等表现，为 HIV 感染（无症状期）。

【治疗经过】

①入院后给予一般传染病二级护理，低盐、低脂、低蛋白饮食。②继续 HAART，给予皮下注射促红细胞生成素 5000 IU 每周 1 次，同时给予口服补铁药物纠正肾性贫血、缬沙坦降尿蛋白、他汀类药物调节血脂、左旋甲状腺素片，以及静脉补充白蛋白、利尿、补钾等对症支持治疗。③患者双下肢水肿消退，肾脏方面考虑原发病为 HIV 感染，以病因治疗为主，未加用激素及免疫抑制剂。

【随访】

4 年后患者尿蛋白阴性，血肌酐未见明显升高，一般情况良好，可正常工作生活。

病例分析

肾脏疾病是 HIV 感染者重要的并发症。HIV 感染合并肾功能损

害的具体机制目前尚未明确，可能与 HIV 直接侵犯肾脏引起肾脏损害、遗传易感性、致炎因子作用、免疫损伤、代谢紊乱等有关。

在 HIV 感染者中报道过多种免疫复合物肾病，包括膜性肾病、膜增生性肾小球肾炎、系膜增生性肾小球肾炎、狼疮样肾小球肾炎及 IgA 肾病。尚未充分研究 HIV 感染与免疫复合物肾病之间的致病性关系，但研究发现循环免疫复合物和沉积物中的病毒抗原有一定作用。尚不明确免疫复合物肾病的自然病程及其对抗病毒治疗的反应，临床病程可能取决于具体的免疫复合物疾病。在 HIV 感染者中，不同免疫复合物肾病的临床病程及其对抗病毒治疗的反应不一，因此推荐根据主要的组织学病变进行分类和处理。

膜性肾病是非糖尿病成人发生肾病综合征最常见的原因之一，在肾病综合征活检结果中的占比高达 1/3。膜性肾病光学显微镜下的主要组织学改变：肾小球基底膜增厚，几乎没有细胞增殖或浸润。膜性肾病通常为原发性疾病（旧称特发性），但也可与下列因素相关：慢性乙型病毒性肝炎、自身免疫性疾病、甲状腺炎、恶性肿瘤和某些药物，如非甾体类抗炎药、金制剂。该患者乙肝表面抗原、自身免疫系列、肿瘤系列均阴性，无上述用药史，不支持上述因素所致膜性肾病。

大约 75% 的成人膜性肾病病例为原发性。已证实继发性膜性肾病可由多种药物或病况引起。仅根据临床表现不能区分原发性与继发性膜性肾病，除非有与膜性肾病相关的药物或疾病。然而，电镜和免疫荧光检查中的某些表现可提示继发性疾病。在原发性膜性肾病中，电子显微镜下的电子致密物沉积通常位于上皮下和基底膜内，系膜沉积不常见，但也可以存在。继发性膜性肾病常有系膜和（或）内皮下电子致密物沉积，提示为循环免疫复合物。肾小管基底

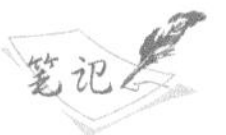

膜免疫荧光 IgG 染色在原发性膜性肾病中罕见，但在继发性膜性肾病中常见。该患者免疫组化显示肾小管存在 IgG 沉着，结合患者合并 HIV 感染，考虑为 HIV 感染所致膜性肾病。

一般来说，继发性膜性肾病的治疗侧重于停用致病药物或有效治疗基础疾病，这样通常就可以改善患者的肾病综合征。如果患者出现了膜性肾病进行性加重的征象，如肾功能持续下降、尿蛋白不断增加，可以考虑给予免疫抑制治疗。关于 HIV 感染相关肾脏病，目前尚无特效治疗。美国传染病学会艾滋病分会建议所有 HIV 感染相关肾脏病的患者均应接受抗 HIV 治疗，肾脏损害未见好转的患者可以加用 ACEI 或 ARB 及糖皮质激素。

肾病综合征患者的主要尿蛋白为白蛋白，但其他血浆蛋白也可能丢失，包括凝血抑制剂、转铁蛋白、免疫球蛋白以及激素转运蛋白等。患者合并贫血，与尿中丢失促红细胞生成素和转铁蛋白有关，在积极降尿蛋白的基础上可考虑补充重组人促红细胞生成素及铁剂。该患者合并甲状腺功能减退，考虑与大量蛋白尿造成甲状腺结合球蛋白的丢失有关，在肾病治疗的基础上，给予小剂量左甲状腺素除有利于甲状腺功能恢复外，还有助于尿蛋白转阴。

病例点评

HIV 感染者的肾脏病理改变多样，统称为 HIV 感染相关肾脏病，包括微小病变肾病、局灶节段性肾小球硬化、膜性肾病、膜增生性肾小球肾炎、血栓性微血管病等，患者的预后与其肾脏病变的病理类型有关。鉴于此，临床有蛋白尿的 HIV 感染者建议进行肾活检明确病理类型，以指导治疗、判断预后。膜性肾病预后较好，局灶

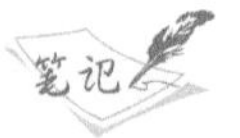

节段性肾小球硬化预后较差。该患者病理类型为膜性肾病，经过有效的抗病毒治疗，尿蛋白转阴，再次证实了抗病毒治疗能有效缓解HIV感染相关的肾脏损害。

【参考文献】

1. SWANEPOEL C R，ATTA M G，D'AGATI V D，et al. Kidney disease in the setting of HIV infection：conclusions from a Kidney Disease：Improving Global Outcomes（KDIGO）controversies conference. Kidney Int，2018，93（3）：545-559.
2. ROSENBERG A Z，NAICKER S，WINKLER C A，et al. HIV-associated nephropathies：epidemiology，pathology，mechanisms and treatment. Nat Rev Nephrol，2015，11（3）：150-160.
3. KUDOSE S，SANTORIELLO D，BOMBACK A S，et al. The spectrum of kidney biopsy findings in HIV-infected patients in the modern era. Kidney Int，2020，97（5）：1006-1016.
4. CUI W，LU X，MIN X，et al. Therapy of tacrolimus combined with corticosteroids in idiopathic membranous nephropathy. Braz J Med Biol Res，2017，50（4）：e5976.
5. NOBAKHT E，COHEN S D，ROSENBERG A Z，et al. HIV-associated immune complex kidney disease. Nat Rev Nephrol，2016，12（5）：291-300.

（赵娜新　整理）

笔记

病例 17 HIV 感染相关肾脏病——局灶节段性肾小球硬化

病历摘要

【基本信息】

患者男性，34 岁，主因“周身水肿 11 个月，发现 HIV 抗体阳性 3 天”入院。

现病史：患者 11 个月前出现发热、咳嗽，在当地医院输液治疗后出现眼睑水肿，继而出现双下肢水肿，就诊于北京某医院，查尿常规示尿蛋白 4+，血清白蛋白 21.6 g/L，24 小时尿蛋白定量 5.6 g，诊断为肾病综合征，给予口服激素治疗，症状无明显缓解，自行停药，给予中医治疗（具体不详）后症状缓解。4 个月前因再次水肿就诊于另一医院，完善检查后主要诊断为肾病综合征、高脂血症、高凝状态，给予利尿、抗凝、降血脂、补充白蛋白等治疗后症状缓解。3 天前发现 HIV 抗体阳性，并经确证试验确诊，为进一步治疗来我院。

既往史：10 年前曾有同性性行为史。否认糖尿病、冠心病病史，否认其他传染病病史，否认食物、药物过敏史，否认重大外伤、手术史。

个人史：否认冶游史，否认吸烟、饮酒史，未婚，无子女。

【体格检查】

体温 36.8 ℃，脉搏 84 次 / 分，呼吸 20 次 / 分，血压 120/80 mmHg。

意识清晰，周身未见皮疹，全身浅表淋巴结未触及。结膜无苍白，口腔黏膜未见溃疡及白斑，颈软无抵抗。双肺呼吸音清，未闻及干湿啰音及胸膜摩擦音。心界不大，心率 84 次 / 分，心律齐，各瓣膜听诊区未闻及病理性杂音，腹部饱满，全腹无压痛及反跳痛，腹部未触及包块，肝、脾、胆囊未触及，移动性浊音可疑。双下肢轻度水肿。

【辅助检查】

24 小时尿蛋白定量：8.89 g/d。

血常规：HGB 79 g/L。

血生化：K^+ 4.65 mmol/L，CREA 133.1 μmol/L，ALB 15.4 g/L，eGFR 61 mL/（min · 1.73 m^2），CHOL 7.85 mmol/L，TG 2.36 mmol/L，HDL-C 0.97 mmol/L，LDL-C 5.00 mmol/L。

甲状腺功能：TT4 2.57 μg/dL，FT4 0.58 ng/dL，TT3 0.58 μg/mL，FT3 1.15 pg/mL，TSH 5.61 μIU/mL。

$CD4^+$T 淋巴细胞计数：634 个 /μL。

HIV 抗体：阳性。

HIV RNA：82 106 copies/mL。

自身免疫系列：未见异常。

肿瘤系列：未见异常。

胸部 CT：双侧胸腔积液。

腹部 CT：腹水。

肾穿刺活检病理（图 17-1）：皮质内可见肾小球 9 个左右，并见集合管及远、近曲小管等结构；大部分肾小球结构存在，肾小球局灶节段性系膜增生；无明显纤维化及新月体形成，未见基底膜明显增厚；近曲小管肿胀、嗜酸性变，远曲小管及集合管间质炎症细

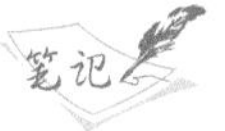

胞浸润；另见两个陈旧性纤维化的肾小球，周围伴明显淋巴细胞浸润。免疫组化显示部分肾小球及肾小管存在 IgG 沉着。免疫组化结果：IgA（–），IgG 2+，IgM（–）。特殊染色结果：Masson（+），PAS（+），刚果红染色（–），网织染色（+）。电镜观察（图 17-2）：节段性硬化的肾小球，系膜细胞和基质节段增生，基底膜无明显病变，上皮足突广泛融合，足细胞微绒毛样变性；肾小管上皮细胞溶酶体增多，部分萎缩；肾间质少量淋巴单核细胞浸润伴胶原纤维增生。病理诊断：符合局灶节段性肾小球硬化症。

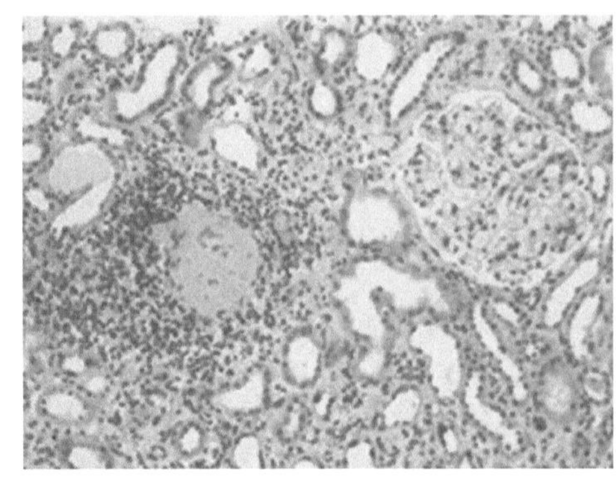
图 17-1 光镜（HE 染色，×200）

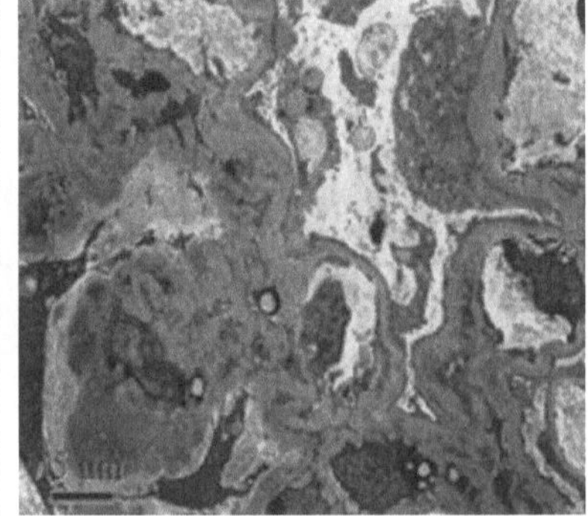
图 17-2 电镜

【诊断及诊断依据】

诊断：肾病综合征，HIV 感染相关肾脏病，慢性肾脏病 2 期，局灶节段性肾小球硬化，肾性贫血（中度），甲状腺功能减退，HIV 感染（无症状期）。

诊断依据：患者为青年男性，临床表现为大量蛋白尿（> 3.5 g/d）、低蛋白血症（< 30 g/L）、水肿、高脂血症，肾病综合征诊断成立。该患者无糖尿病、高血压等其他原发病的证据，考虑为 HIV 感染相关肾脏病。患者病程大于 3 个月，eGFR 为 61 mL/（min · 1.73 m^2），为慢性肾脏病 2 期，结合其病理表现，诊断为局灶节段性肾小球硬

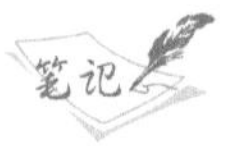

化。患者 HGB 79 g/L，诊断为肾性贫血（轻度）。结合其甲状腺功能检查结果，诊断为甲状腺功能减退。患者 $CD4^+$ T 淋巴细胞计数 634 个 /μL，目前无全身淋巴结肿大、继发机会性感染等表现，为 HIV 感染（无症状期）。

【治疗经过】

①入院后给予一般传染病二级护理，低盐、低脂、低蛋白饮食。②给予厄贝沙坦口服降尿蛋白，间断静脉滴注白蛋白以提高胶体渗透压、减轻外周组织水肿，低分子肝素皮下注射 5000 IU 每日 1 次抗凝。口服阿托伐他汀调节血脂，促红细胞生成素促进红细胞生成。③启动 HAART，方案为洛匹那韦利托那韦＋拉替拉韦。④肾脏方面，鉴于 HIV 感染合并肾损伤的患者使用激素及免疫抑制剂方面没有确凿的循证医学证据，同时为了避免发生机会性感染等，未给予激素及免疫抑制剂治疗。

【随访】

出院后患者未再出现水肿。2 年后患者尿蛋白（2+），血肌酐 492.5 μmol/L，eGFR 12.3 mL/（min · 1.73 m^2），血白蛋白 39.6 g/L，HGB 111 g/L。暂未出现尿量减少。外周血 HIV RNA 检测不到。

病例分析

在联合抗逆转录病毒治疗的时代，HIV 感染者的生存和疾病进展情况都大幅改善，这个人群的主要死因基本上已不再是机会性感染，而是肾脏、肝脏和心脏疾病等并发症。HIV 感染者较普通人群发生肾脏疾病的风险明显增高，其中包括经典的 HIV 感染相关肾病（病理表现为塌陷型局灶节段性肾小球硬化）、非塌陷型局灶节段

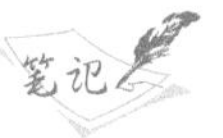

性肾小球硬化、免疫复合物型肾病等。塌陷型局灶节段性肾小球硬化在亚裔人群中较少。研究表明，HIV 感染者的肾组织中可检测到 HIV 复制，表明 HIV 可直接侵犯肾脏。

局灶节段性肾小球硬化是一种形态学肾小球损伤，主要累及肾小球脏层上皮细胞（足细胞），其肾活检标本的光学显微镜检查表现为一些（局灶性）肾小球出现部分（节段性）硬化。根据临床病理学表现，局灶节段性肾小球硬化病变可分为原发性、继发性、遗传性和未知性。原发性局灶节段性肾小球硬化患者通常表现为急性发作的肾病综合征，而继发性局灶节段性肾小球硬化的特征为蛋白尿和肾功能不全逐渐缓慢进展。局灶节段性肾小球硬化是由多种途径单独或共同导致足细胞损伤引起，故称“足细胞病”。继发性局灶节段性肾小球硬化往往是一种适应性现象，原因包括肾单位实质减少，或药物、病毒感染的直接毒性作用。单是肾活检查见局灶节段性肾小球硬化病变并不能确定诊断，但应就此开始评估，以识别出具体病因，因为鉴别不同类型的局灶节段性肾小球硬化对治疗和预后有重要意义。局灶节段性肾小球硬化病变还必须与局灶全球性肾小球硬化病变相鉴别，后者常是正常老化表现，可与局灶节段性肾小球硬化病变叠加出现，尤其是在老年患者中。本例患者为青年男性，不支持局灶全球性肾小球硬化。

本例患者 10 年前曾有同性性行为史，现出现肾病综合征，不排除 HIV 感染病程已有 10 年。尽早开始抗病毒治疗有助于降低发生肾脏损害的风险。建议高危人群完善 HIV 抗体检查，以避免漏诊，错失最佳治疗时机。

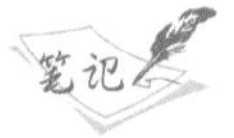

局灶节段性肾小球硬化的治疗目标是缓解蛋白尿。对于继发性局灶节段性肾小球硬化患者，首选治疗方法是有效治疗基础疾病，

并结合支持性措施。所有局灶节段性肾小球硬化患者的一般支持性措施包括限制膳食中的钠和蛋白质、控制血压、通过抑制肾素–血管紧张素系统尽量减少蛋白尿、治疗血脂异常，以及对某些患者进行抗凝治疗。

对于 HIV 感染相关的局灶节段性肾小球硬化，在针对病因进行抗病毒治疗的同时，凡是有显著蛋白尿且肾功能轻中度异常的患者，均推荐使用 ACEI 或 ARB 降尿蛋白。目前对于糖皮质激素及免疫抑制剂的使用尚无统一的意见。另外，对症治疗及并发症的管理也非常重要。肾病综合征患者血白蛋白低于 20 g/L 时易合并高凝状态，应用低分子肝素等抗凝治疗可有效预防血栓形成。在抗病毒治疗的长期随访中，应定期监测肾功能。

病例点评

HIV 抗病毒治疗对改善蛋白尿及延缓肾病进展均有积极作用。研究表明，相比于延迟抗病毒治疗，尽早开始抗病毒治疗能更好地保护肾功能。同时应避免使用肾毒性药物，如替诺福韦等。本例患者 10 年前有同性性行为，3 天前才发现 HIV 阳性，不排除 HIV 对肾脏的损害已持续 10 年之久，虽然目前给予了积极的抗病毒治疗，但肾功能损害逐渐加重，将来不可避免地需要肾脏替代治疗。

【参考文献】

1. 李钗，杨旭，白瑜，等 . HIV 感染合并肾损害病例报道 2 例 . 中国中西医结合肾病杂志，2017，18（11）：1014-1016.
2. 冯润川 . HIV/AIDS 相关性肾脏疾病的研究进展 . 内科，2017，12（4）：516-520.

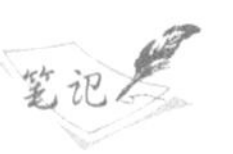

3. SWANEPOEL C R，ATTA M G，D' AGATI V D，et al. Kidney disease in the setting of HIV infection：conclusions from a Kidney Disease：Improving Global Outcomes（KDIGO）Controversies Conference. Kidney Int，2018，93（3）：545-559.
4. ACHHRA A C，MOCROFT A，ROSS M，et al. Impact of early versus deferred antiretroviral therapy on estimated glomerular filtration rate in HIV positive individuals in the START trial. Int J Antimicrob Agents，2017，50（3）：453-460.
5. ALTHOFF K N，MCGINNIS K A，WYATT C M，et al. Comparison of risk and age at diagnosis of myocardial infarction，end-stage renal disease，and non AIDS-defining cancer in HIV-infected versus uninfected adults. Clin Infect Dis，2015，60（4）：627-638.

（赵娜新 整理）

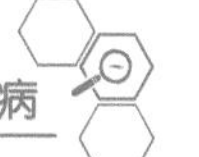

病例 18　乙型肝炎病毒相关性肾炎

病历摘要

【基本信息】

患者男性，46 岁，主因“间断双下肢水肿 13 余年，加重 1 个月”入院。

现病史：患者 13 年前劳累或受凉后出现双下肢水肿，休息后可减轻，未重视。9 年前体检发现 HBsAg、HBeAg 阳性，肝功能正常。1 个月前患者水肿加重，表现为双下肢及颜面部水肿，为可凹性，伴有尿中泡沫增多，于当地医院查 ALB 16 g/L，24 小时尿蛋白定量 4.2 g，肾功能未见异常，给予对症治疗。后患者自觉尿色加深，就诊于我院，以“肾病综合征、乙型慢性病毒性肝炎活动型”收入院。

既往史：高血压病史 9 年，血压最高 180/100 mmHg，服用降压药物复方芦丁片、氨氯地平、卡维地洛治疗。陈旧性脑梗死病史 1 年。偶尔饮酒。

个人史：否认抽烟、酗酒史。

【体格检查】

体温 36.8 ℃，脉搏 84 次 / 分，呼吸 20 次 / 分，血压 145/95 mmHg。神志清楚，慢性病容，结膜无苍白，口腔黏膜未见溃疡及白斑，颈软无抵抗。双肺呼吸音清，未闻及干湿啰音及胸膜摩擦音。心界不大，心率 84 次 / 分，律齐，各瓣膜听诊区未闻及病理性杂音。腹部饱满，全腹无压痛及反跳痛，腹部未触及包块，肝、脾、胆囊未触及，双下肢轻度可凹性水肿。

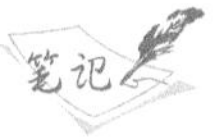

【辅助检查】

尿 11 项检查 + 全自动尿沉渣分析：Pro（2+），RBC（+）。

24 小时尿蛋白定量：4.2 g。

ALB：27.7 g/L。

血常规：RBC 2.06×10^{12}/L，HGB 67.0 g/L。

电解质 + 肾功能：BUN 6.5 mmol/L，CREA 69 μmol/L。

肝功能：ALT 15 U/L，AST 22 U/L。

乙肝五项：HBsAg 1092.52 IU/mL，HBeAb 0.83 S/CO，HBcAb 9.44 S/CO。

HBV DNA：3.0×10^{4} copies/mL。

自身免疫性肝病、ENA 谱、ANCA 未见异常。

特种蛋白：IgG 16.6 g/L。

心电图：窦性心律，T 波改变。

胸部 X 线：无异常。

腹部超声：肝胆脾胰肾未见明显异常。

病理结果：符合乙肝病毒相关性肾炎、膜性肾病。

【诊断及诊断依据】

诊断：肾病综合征，乙型肝炎病毒相关性肾炎，乙型慢性病毒性肝炎活动型，高血压 3 级（很高危），陈旧性脑梗死。

诊断依据：①肾病综合征、乙型肝炎病毒相关性肾炎：患者 13 年前间断出现双下肢水肿，近 1 个月症状加重，入院化验 24 小时尿蛋白定量 4.2 g，ALB 27.7 g/L，肾病综合征诊断成立；肾穿刺病理结果符合乙肝病毒相关性肾炎、膜性肾病。②高血压 3 级（很高危）：患者血压升高 9 年，血压最高 180/100 mmHg，高血压 3 级诊断成立，伴有陈旧性脑梗死，属很高危组。

【治疗经过】

①病因治疗：给予恩替卡韦 1 片 qd 抗病毒治疗；②血压方面：给予苯磺酸氨氯地平片及卡维地洛片降压治疗；③陈旧性脑梗死：继续阿司匹林、阿托伐他汀脑血管病二级预防治疗。

【随访】

出院后 3 个月随访，患者水肿明显好转，无其他不适主诉。复查 24 小时尿蛋白定量 2.8 g，ALB 32 g/L。进口超敏试剂盒检测：HBV DNA 2.0×10^2 copies/mL。肾功能未见明显异常。出院后 6 个月随访，患者水肿基本消失，复查 24 小时尿蛋白定量 1.0 g，ALB 35.9 g/L，肾功能正常。进口超敏试剂盒检测：HBV DNA 未检测到。

病例分析

该患者为中年男性，以肾病综合征起病，否认糖尿病、系统性红斑狼疮等免疫系统疾病、丙肝病史，可排除以上疾病相关性肾炎。其既往有乙肝病史，又有高血压病史，需从这两种疾病中鉴别肾病综合征病因，而肾脏活检病理又是乙肝相关性肾炎及高血压肾病诊断的金标准，故肾脏病理活检尤为重要。该患者有大量蛋白尿、低蛋白血症，乙肝病史多年，肾穿刺提示乙型肝炎病毒相关性肾炎，乙肝相关膜性肾病诊断成立。治疗方面给予恩替卡韦口服 0.5 mg 每日 1 次抗病毒治疗，3 个月后病毒复制数逐渐下降，半年后转阴，患者尿蛋白逐渐缓解，血白蛋白逐渐上升。治疗有效。

据世界卫生组织估计，全球约有慢性乙型肝炎病毒感染者 2.4 亿，长期感染乙型肝炎病毒不仅能够引起肝脏损害，而且对肾脏功能也会产生影响。迄今为止，国际上尚无统一的乙型肝炎相关性肾小球

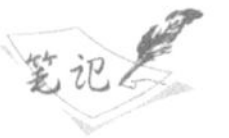

肾炎的治疗方案，目前我国采用的是1989年在北京召开的乙型肝炎病毒相关肾炎座谈会上的标准，即大多数乙型肝炎病毒相关性肾病的治疗为抗病毒治疗。免疫抑制治疗（联合或不联合血浆置换）只能用于特定患者，如急进性肾小球肾炎或有严重表现的结节性多动脉炎患者，并且该治疗应该始终与抗病毒治疗联用。抗病毒药物的选择可以参考《慢性乙型肝炎防治指南（2019年版）》。目前认为仅在抗病毒治疗无效且无病毒复制指征、临床表现为肾病综合征或大量蛋白尿的情况下才考虑在严密监控病毒学指标、抗病毒药物保护的前提下短期使用免疫抑制剂治疗。

病例点评

该患者不论是从乙肝的角度还是从乙肝相关性肾炎的角度单一使用抗病毒治疗都起到了很好的效果，3个月后随访病毒转阴，患者蛋白尿减轻，血白蛋白上升。乙肝抗病毒治疗起到了一箭双雕的作用。对于乙肝相关膜性肾病，抗病毒治疗是根本，规律随访、定期复查肝脏病毒复制情况对于延缓乙肝相关并发症的发生及进展至关重要。

【参考文献】

1. Guidelines for the prevention，care and treatment of persons with chronic hepatitis B infection. World Health Organization，2015.
2. COMBES B，SHOREY J，BARRERA A，et al. Glomerulonephritis with deposition of Australia antigen-antibody complexes in glomerular basement membrane. Lancet，1971，2（7718）：234-237.
3. 谌贻璞，陈香梅．乙型肝炎病毒相关性肾炎座谈会纪要．中华内科杂志，1990，

29（9）：519-521.

4. Kidney Disease：Improving Global Outcomes（KDIGO）Glomerular Diseases Work Group. KDIGO 2021 clinical practice guideline for the management of glomerular diseases. Kidney Int，2021，100（4S）：S1-S276.
5. 中华医学会感染病学分会，中华医学会肝病学分会. 慢性乙型肝炎防治指南（2019 年版）. 中华传染病杂志，2019，37（12）：711-736.

（任雯雯 整理）

病例 19 乙型肝炎肝硬化并发肝肾综合征

病历摘要

【基本信息】

患者女性，63 岁，主因“眼黄、尿黄 40 余天”入院。

现病史：患者 40 余天前无明显诱因出现眼黄、尿黄，伴恶心、呕吐、纳差、厌油，无腹痛、腹泻，无白陶土样便，无发热，伴咳嗽、咳痰，无咯血，就诊于当地医院，治疗效果欠佳。20 余天前，为进一步治疗就诊于我院急诊，腹部 CT 平扫示肝硬化改变、腹腔积液、胆囊结石。胸部 CT 平扫示右肺中叶、两肺下叶条索影，考虑慢性炎性病灶。急诊血常规：WBC 8.73×10^9/L，NE% 80%，HGB 140 g/L，PLT 103×10^9/L。肝功能：ALT 260.5 U/L，AST 350.7 U/L，TBIL 379.4 μmol/L，DBIL 278.7 μmol/L，ALB 27.2 g/L。凝血功能：PT 33.5 s，PTA 23%，APTT 63.9 s，INR 3.1，以“乙型肝炎肝硬化、肝衰竭”收入院。

既往史：高血压病史 10 余年，血压最高 160/110 mmHg，近半年停服降压药，血压波动在（120 ～ 139）/（70 ～ 85）mmHg。

个人史：否认吸烟、饮酒史，有输血史。

【体格检查】

体温 36.3 ℃，脉搏 79 次 / 分，呼吸 20 次 / 分，血压 130/72 mmHg。慢性病容，肝掌阳性，全身皮肤及巩膜重度黄染，双肺呼吸音清，

未闻及干湿啰音。心界不大，心律齐，各瓣膜听诊区未闻及病理性杂音。腹部膨隆，腹壁可见静脉曲张，全腹无压痛、反跳痛，双下肢不肿，扑翼样震颤阴性，踝阵挛可疑。

【辅助检查】

血常规：WBC 6.83 × 10^9/L，NE% 75%，HGB 92 g/L，PLT 49 × 10^9/L。

尿常规：WBC 103 个 /HPF，RBC 0 个 /HPF，Pro（–）。

肝功能：ALT 76.5 U/L，AST 174.1 U/L，TBIL 451.2 μmol/L，DBIL 338.9 μmol/L，ALB 30.1 g/L。

凝血功能：PT 42.2 s，PTA 18%，APTT 测不出，INR 3.9。

电解质 + 肾功能 + 血糖 + 血氨：K^+ 4.61 mmol/L，Na^+136.2 mmol/L，Scr 109.2 μmol/L，TCO_2 21.2 mmol/L，NH_3 31.3 μmol/L。

乙肝五项：HBsAg、HBeAg、HBcAb 均阳性。

HBV DNA：7.4 × 10^7 copies/mL。

入院后第 2 日血肌酐 162 μmol/L，入院后第 10 天血肌酐 450.1 μmol/L。

【诊断及诊断依据】

诊断：慢加急性肝衰竭，乙型肝炎肝硬化活动性失代偿期，肝肾综合征，肝性脑病Ⅱ度，腹水，低蛋白血症。

诊断依据：①慢加急性肝衰竭、乙型肝炎肝硬化活动性失代偿期：患者为中年女性，急性起病，重度黄疸，高度乏力，腹胀明显，PTA 小于 40%，全身出血倾向明显，化验显示乙肝病毒复制活跃，在失代偿期乙型肝炎肝硬化基础上急性肝衰竭诊断成立，HBV DNA 复制可能是其病因。②肝肾综合征：患者存在乙型肝炎肝硬化合并腹水基础，此次因急性肝衰竭入院，排除严重细菌感染、消化道出血、休克等因素，入院后给予停止利尿剂、补充白蛋白等扩容治疗，

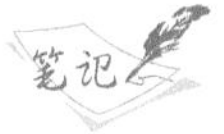

患者肌酐水平每 24 小时升高 53 μmol/L，符合急性肾损伤标准，化验尿常规示红细胞及尿蛋白阴性，临床考虑肝肾综合征。结合患者肌酐水平迅速升高，伴尿量减少明显，肝肾综合征临床分型为 1 型。

【治疗经过】

①病因治疗：给予恩替卡韦口服抗病毒治疗。②肝衰竭及其并发症治疗：给予保肝、退黄、降酶、免疫调节及补充凝血因子等内科综合治疗，患者凝血功能持续恶化，胆红素进行性升高，并出现意识障碍加重，经过脱氨、控制脑水肿等治疗，患者肝性脑病仍加重。③肝肾综合征：停止利尿剂，排查并停用所有可能引起肾损伤的药物，补液并补充白蛋白 20 ～ 30 g 扩容治疗，同时静脉泵入特利加压素 2 mg，每 6 小时 1 次。患者尿量逐渐下降，血肌酐进行性上升。

【随访】

入院治疗 10 天，患者肾功能无缓解，血肌酐升至 530 μmol/L，尿量逐渐减少至 100 mL/24 小时，家属不考虑血液净化及肝移植等治疗，自动出院，2 天后患者死亡。

病例分析

该患者为中老年女性，既往有高血压病史，主要临床表现为眼黄、尿黄、乏力、腹胀等。诊断为乙型肝炎肝硬化失代偿期，合并肝肾综合征、肝性脑病、腹水、严重凝血功能紊乱、肝硬化基础上慢加急性肝衰竭。肝肾综合征是决定并影响患者预后的重要并发症，临床在排除肾前性、肾后性及乙肝肾炎等可能因素后，患者血肌酐进行性升高，考虑为 1 型肝肾综合征。给予抗病毒、保肝、退黄、降酶、白蛋白扩容、利尿、补充凝血因子后患者临床症状及实验室检查结果改

笔记

善不明显且进行性恶化，最终临床死亡。患者起病急，病情危重，治疗效果不佳，符合慢加急性肝衰竭合并 1 型肝肾综合征的特点。

肝肾综合征（hepatorenal syndrome，HRS）确切发病率目前尚不明确，35% ～ 40% 终末期肝病合并腹水的患者最终可能发生 HRS。HRS 是发生在重症肝病如肝硬化合并腹水、急性肝衰竭、酒精性肝炎患者中以肾功能损伤为主要表现的一种严重并发症。HRS 分型：1 型 HRS 多因感染、上消化道出血、过多过快放腹水等诱因引起，表现为快速进展的肾衰竭，特点是两周内血肌酐水平成倍升高，达到 2.5 mg/dL 以上或血肌酐清除率下降一半甚至 20 mL/min 以内，预后极差，平均生存期约 1 个月。2 型 HRS 则表现为稳定、缓慢进展的重度肾衰竭，特点是血肌酐大于 1.5 mg/dL，常存在难治性腹水，可在数月内保持稳定状态，常在各种诱因下转变为 1 型 HRS 而死亡，平均生存期为 6.7 个月。该患者入院后两周内血肌酐进行性上升，有明确急性肝衰竭病史，1 型 HRS 诊断成立。

近 20 年来 HRS 的临床诊治有一定发展，但总体来讲现有药物治疗方案的长期临床获益较小，通常作为肝移植前的过渡治疗手段。该患者因重度肝衰竭入院，给予抗病毒及特利加压素、白蛋白等治疗效果不明显，疾病进展迅速，并出现肝性脑病等肝衰竭加重表现，且患者拒绝进行肝移植等挽救治疗，死亡不可避免。故而早诊断、早发现，是延缓该疾病进展的重中之重。

病例点评

HRS 是各种急性或者慢性肝脏疾病患者并发急性肾功能损伤的常见原因之一，属于临床排除性诊断，分为 1 型和 2 型，其中 1 型

HRS 平均生存期为 2 个月。该患者失代偿期肝硬化基础上慢加急性肝衰竭，在肝功能进展时期并发 1 型 HRS，内科药物治疗无效。HRS 大部分属于功能性肾脏损伤范畴，随着肝脏疾病的进展而出现，也随着肝脏原发疾病的好转或者肝移植后肝功能改善而改善。

【参考文献】

1. 李文刚，徐小元 . 失代偿性肝硬化患者合并肾损伤与肝肾综合征的管理 . 中华肝脏病杂志，2020，28（5）：381-385.
2. 李妍，陆伦根，蔡晓波 . 肝肾综合征的治疗进展 . 临床肝胆病杂志，2020，36（11）：2415-2418.
3. BUCCHERI S，DA B L. Hepatorenal syndrome：definitions，diagnosis，and management. Clin Liver Dis，2022，26（2）：181-201.
4. SIMONETTO D A，GINES P，KAMATH P S，Hepatorenal syndrome：pathophysiology，diagnosis，and management. BMJ，2021，370：1-15.
5. ARORA V，MAIWALL R，RAJAN V，et al. Terlipressin is superior to noradrenaline in the management of acute kidney injury in acute on chronic liver failure. Hepatology，2020，71（2）：600-610.

（任雯雯　整理）

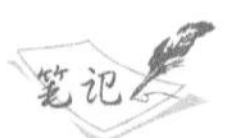

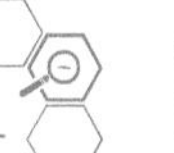

病例 20 新型冠状病毒感染合并肾损伤

病历摘要

【基本信息】

患者女性，83 岁，主因“发现新型冠状病毒核酸阳性 1 天”入院。

现病史：患者入院前 1 天无明显诱因出现咳嗽，少痰，无发热，无咽痛、流涕、鼻塞，无胸闷、腹泻，无嗅觉、味觉减退等不适症状。当天由台北飞抵北京，在机场行新型冠状病毒核酸检测阳性（初筛结果：伯杰，N=21.3，ORF1ab=21；达安，N=19.5，ORF1ab=22.2。复核结果：伯杰，N=22.3，ORF1ab=22.5；达安，N=20.5，ORF1ab=24.2）。因患者高龄，基础疾病较多，转运至我院重症监护室诊治。

既往史：2020 年患脑血管病及脑血管狭窄，行颅内外血管吻合术，长期服用氯吡格雷抗血小板，帕金森病史 3 年，高血压病史 5 年。

个人史：生于中国台湾台中县，未接种新型冠状病毒疫苗，吸烟 30 余年，约 10 支 / 日，戒烟 20 余年，否认饮酒史。

【体格检查】

体温 37 ℃，脉搏 100 次 / 分，呼吸 24 次 / 分，血压 171/71 mmHg，身高 150 cm，体重 49 kg，BMI 21.78 kg/m^2。营养良好，体形适中，表情减少，蹒跚步态，步入病房，神志清楚，精神正常，自主体位，查体欠合作。双肺呼吸音清，未闻及干湿啰音及胸膜摩擦音。心率 100 次 / 分，心律齐，各瓣膜听诊区未闻及病理性杂音，腹部平坦、

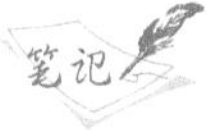

柔软，无压痛，肝、脾、胆囊未触及，双下肢轻度水肿，四肢肌张力高，右侧肢体肌力减低，双侧 Babinski 征阴性。

【辅助检查】

1. 入院后检查

血气分析：pH 7.388，PCO_2 38.30 mmHg，PO_2 93.50 mmHg，K^+ 3.82 mmol/L。

血常规：WBC 7.15 × 10^9/L，NE% 86.01%，HGB 111.00 g/L，PLT 233.00 × 10^9/L。

凝血功能：PTA 109.00%，D- 二聚体 0.45 mg/L。

（急诊）肝功能：ALT 6.7 U/L，AST 11.6 U/L，ALB 38.4 g/L，TBIL 5.5 μmol/L。

电解质 + 肾功能 + 血糖：UREA 9.78 mmol/L，CREA 112.8 μmol/L，URCA 385.0 μmol/L，K^+ 3.76 mmol/L，eGFR 38.8 mL/（min · 1.73 m^2），糖化血红蛋白 5.5%。

炎症指标：CRP 9.3 mg/L，PCT ＜ 0.05 ng/mL。

尿常规：pH 5.5，SG 1.02，余未见异常。

便常规 + 潜血：大致正常。

胸部 CT 平扫：右下肺磨玻璃影及实变影，两肺肺气肿。

超声心动图：主动脉钙化并反流，三尖瓣少量反流（轻度）。

下肢血管超声：双下肢动脉多发斑块。

颈动脉超声：双侧颈动脉斑块形成，双侧椎动脉阻力增高。

泌尿系超声：左肾大小 90 mm × 42 mm，右肾大小 84 mm × 41 mm，双肾萎缩，实质回声稍强，输尿管未见扩张，肾动脉阻力指数增高。

头颅 CT：开颅术后改变，术区高密度影，左侧外囊梗死灶可能，脑室系统略扩大，脑白质脱髓鞘改变。

2. 入院 17 天后复查

肾功能 + 电解质：CREA 576.3 μmol/L，eGFR 5.4 mL/（min · 1.73 m^2），TCO_2 18.4 mmol/L，K^+ 4.98 mmol/L，Na^+ 137.3 mmol/L，Cl^- 102.1 mmol/L，GLU 6.00 mmol/L，AG 21.78 mmol/L，PHOS 1.54 mmol/L，UREA 23.84 mmol/L。

血常规：WBC 8.05 × 10^9/L，NE% 84.40%，HGB 109.00 g/L，PLT 250.00 × 10^9/L。

炎症指标：PCT ＜ 0.05 ng/mL，SAA 12.3 mg/L。

尿常规：pH 7，SG 1.01，余未见异常。

【诊断及诊断依据】

诊断：新型冠状病毒感染普通型，慢性肾脏病 3 期，急性肾损伤 3 期，急性缺血性脑卒中，短暂性脑缺血发作，高血压 3 级（很高危）。

诊断依据：①新型冠状病毒感染普通型：患者为老年女性，来自于新型冠状病毒感染流行地区，病程中有咳嗽、咳痰等呼吸道症状，新型冠状病毒核酸阳性，胸部 CT 检查提示右下肺磨玻璃影及实变影，符合病毒性肺炎表现，根据《新型冠状病毒肺炎诊疗方案（试行第九版）》诊断为“新型冠状病毒感染普通型”。②慢性肾脏病、急性肾损伤 3 期：入院后监测肌酐水平在 110 ～ 120 mmol/L，eGFR 38.8 mL/（min · 1.73 m^2），超声提示双肾缩小，双肾实质回声稍强，考虑存在慢性肾脏病。6 月 11 日监测肌酐水平较基线值升高 3 倍以上，符合 2012 KDIGO 指南中急性肾损伤 3 期的诊断标准。③急性缺血性脑卒中：入院 27 天患者出现言语不利，右侧肢体无力，查体肌张力增高，病理征阳性，结合头颅 CT 提示脑梗死，故急性缺血性脑卒中诊断明确。

【治疗经过】

（1）新型冠状病毒感染方面：给予呼吸道隔离；持续低流量吸氧；盐酸氨溴索、复方鲜竹沥液化痰；患者存在慢性肾脏病，予以奈玛特韦 / 利托那韦 150 mg/100 mg bid 减量口服抗病毒治疗。

（2）基础疾病方面：因奈玛特韦 / 利托那韦与多种药物存在相互作用，遂将氯吡格雷调整为阿司匹林抗血小板，苯磺酸氨氯地平调整为福辛普利控制血压，继续多巴丝肼及金刚烷胺针对帕金森等基础疾病用药。

（3）肾脏疾病治疗：给予奈玛特韦 / 利托那韦抗病毒降低病毒对肾脏的影响；吸氧纠正缺氧；对症支持及补液治疗保证肾脏等组织灌注；停用可造成肾损伤或进一步加重肾损伤的药物；监测血气，评估内环境及酸碱平衡状态，如出现肾功能持续恶化、代谢性酸中毒、高钾血症、水负荷过重等情况及时建立血管通路，予以肾脏替代支持治疗。

（4）急性缺血性脑卒中治疗：因超过静脉溶栓时间窗及不符合动脉取栓指征，遂以内科药物治疗为主，给予氯吡格雷抗血小板、阿托伐他汀稳定斑块、雷贝拉唑保护胃黏膜治疗。

【随访】

患者出院后神志清楚，右侧上肢肌力 4 级。半年后复查肾功能：CREA 106 μmol/L，TCO_2 21.0 mmol/L，每日尿量 1500 mL 左右，如常。

病例分析

新型冠状病毒感染（COVID-19）是 SARS-CoV-2 导致的以肺部

受累为主的呼吸道传染病。除肺部受累外，SARS-CoV-2 亦可以通过 ACE2 受体感染人体心、肝、肾等组织和器官。在新型冠状病毒感染并发肾脏损害的病例中，可表现为蛋白尿、血尿、肾功能异常及肾脏形态学的改变。

本例患者新型冠状病毒感染并发急性肾损伤诊断明确，分析其原因：①泌尿系超声提示无肾后性梗阻表现，可排除肾后性因素。②入院后曾有进食差，虽然血压未有低于 90/60 mmHg 以下的情况，但监测过程中波动大，超声提示动脉粥样硬化明显，肾动脉阻力指数大，综合考虑患者可能存在有效循环血容量不足，同时伴有血压波动造成肾灌注减少的可能。③药物或其他免疫因素造成的肾脏损伤：患者因自我怀疑泌尿系统感染，自服环丙沙星等抗菌药治疗，环丙沙星可能导致急性肾炎或肾间质肾炎，有诱发急性肾衰竭的可能。但其所致肾功能损伤一般恢复较慢，与患者肌酐迅速恢复好转不太一致，因此考虑药物因素可能性不高。④ SARS-CoV-2 病毒感染相关的急性肾损伤：患者属于非少尿型肾功能不全，尿常规未见有形成分，尿蛋白、红细胞均阴性，肾脏实质损害不明显，同时新型冠状病毒感染的肺部炎症不重，炎症反应不强，不能解释患者肾脏损害由新型冠状病毒直接引起。虽然奥密克戎毒株感染后毒力较低，但实际监测发现，发生肾损伤的并不少。天津市研究报道了首批 430 例奥密克戎变异株感染者，虽然重症发生率低，但仍存在较高的肾脏受累发生率，高龄为肾脏受累的危险因素，因此应加强对高龄奥密克戎感染者肾脏受累的重视。⑤抗病毒药物奈玛特韦 / 利托那韦中奈玛特韦经肾脏代谢，但目前有限的临床数据未发现其导致急性肾衰竭的报道。

COVID-19 合并肾损伤的机制是多因素的，研究显示，低血压

和低氧造成的肾脏缺血性损伤、补体及凝血系统激活后微血栓形成、异常的炎症和免疫反应、内皮功能障碍、血管紧张素Ⅱ途径的激活和失调，甚至是药物和基础疾病的影响均可导致肾脏受累。通过肾脏病理可见肾小球毛细血管充血，偶见阶段性纤维素样坏死，球囊腔内可见蛋白性渗出物，近端肾小管可见上皮变性，部分坏死、脱落，远端肾小管易见管型，肾间质充血，微血栓形成，肾组织新型冠状病毒核酸检测阳性等。

COVID-19 合并急性肾损伤在新型冠状病毒流行早期有较高的发生率，易发展为重症，需要肾脏替代治疗的可能大，并且与急性期病死率增加密切相关。一项 Meta 分析提示急性肾损伤发生率为 17%，约 5% 的患者需要接受肾脏替代治疗。COVID-19 合并肾损伤的治疗，包括一般治疗、抗病毒治疗、免疫治疗等，需要接受肾脏替代治疗的指征与非 COVID-19 患者相同。

病例点评

COVID-19 相关肾脏损害可表现为蛋白尿、血尿、病理管型尿、肾功能异常或者肾脏影像学的改变，部分可发展为急性肾损伤。随着疫苗的广泛接种以及奥密克戎病毒毒株致病力的下降，COVID-19 合并急性肾损伤并且需要肾脏替代治疗的比例越来越小，但研究发现，高达 50% 的 COVID-19 患者中存在肾小管、肾小球或肾间质等的损害，年龄是此类患者合并肾功能受累的独立危险因素。

【参考文献】

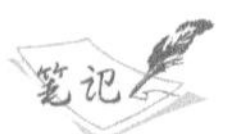

1. 中华医学会肾脏病学分会专家组 . 新型冠状病毒感染合并急性肾损伤诊治专家共

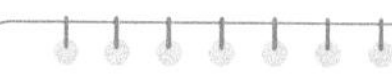

识 . 中华肾脏病杂志，2020，36（3）：242-246.

2. GEETHA D，KRONBICHLER A，RUTTER M，et al. Impact of the COVID-19 pandemic on the kidney community：lessons learned and future directions. Nat Rev Nephrol，2022，18（11）：724-737.
3. CHAN L，CHAUDHARY K，SAHA A，et al. AKI in hospitalized patients with COVID-19. J Am Soc Nephrol，2021，32（1）：151-160.
4. CHARYTAN D M，PARNIA S，KHATRI M，et al. Decreasing incidence of acute kidney injury in patients with COVID-19 critical illness in New York City. Kidney Int Rep，2021，6（4）：916-927.
5. WU H，LARSEN C P，HERNANDEZ-ARROYO C F，et al. AKI and collapsing glomerulopathy associated with COVID-19 and *APOL1* high-risk genotype. J Am Soc Nephrol，2020，31（8）：1688-1695.
6. 中华人民共和国国家卫生健康委员会 . 新型冠状病毒肺炎诊疗方案（试行第九版）. 中华临床感染病杂志，2022，15（2）：81-89.

（刘海燕　整理）

笔记

病例 21　甲型 H1N1 流感相关的急性肾损伤

病历摘要

【基本信息】

患者男性，15 岁，主因“间断发热 3 天、少尿 2 天，意识不清 1 天”入院。

现病史：患者 3 天前无明显诱因出现发热，体温最高 38.5 ℃，感头痛、心悸，无咽痛、流涕，无咳嗽、咳痰，无恶心、呕吐，自服阿莫西林、抗病毒冲剂，并于当地社区医院就诊，给予炎琥宁、克林霉素静脉滴注，柴胡注射液肌内注射。其后再次发热，夜间出现呕吐 3 ～ 4 次，非喷射状，呕吐物为胃内容物，性状不明。2 天前再次呕吐 2 次，排稀便 2 次，于当地医院就诊，行心电图检查，初步诊断病毒性心肌炎，给予输液治疗，具体不详。输液过程中感上腹部饱胀，持续发作，当夜转至山西地方医院，给予注射用头孢曲松钠、盐酸氨溴索、血必净治疗，住院期间化验咽拭子提示甲型 H1N1。1 天前患者出现意识不清，胡言乱语，定向能力及认知力障碍，同时出现无尿，遂转至北京某医院，行床旁人工肝治疗、气管插管、呼吸机辅助通气。化验血常规：WBC 10.6×10^9/L，NE% 84.3%，HGB 134 g/L，PLT 117×10^9/L。电解质：K^+4.6 mmol/L，Na^+132 mmol/L。肾功能：BUN 27.85 mmol/L，CREA 480 μmol/L。肝功能：ALT 5194 U/L，TBIL 39.2 mmol/L，DBIL 20 mmol/L，ALB 39 g/L，PT 20.4 s。血气：

pH 7.29，PCO_2 3.49 kPa，PO_2 14.9 kPa。给予呼吸机辅助通气，甲泼尼龙琥珀酸钠 40 mg q6h，持续床旁血滤。2009 年 10 月 29 日行胸部 CT 提示双肺斑片影，左肺为主，双下肺密度增高，右下肺实变影。2009 年 10 月 30 日咽拭子示 H1N1 阳性，北京某医院复测亦为阳性。头颅 CT 提示脑水肿，行连续性肾脏替代治疗同时给予甘露醇脱水。北京某医院诊断为甲型 H1N1 流感危重症、急性肝衰竭、急性肾衰竭、脑水肿。我院会诊，随后转入我院。

既往史：体健，否认高血压、冠心病、糖尿病病史，否认其他传染病病史，否认食物、药物过敏史，否认流感疫苗接种史，否认手术、外伤史。

个人史：否认吸烟、饮酒史。

【体格检查】

体温 41.2 ℃，脉搏 90 次 / 分，呼吸 35 次 / 分，血压 120/60 mmHg，BMI 30 kg/m^2。昏迷，全身皮肤黏膜颜色正常，无黄染，双肺呼吸音清，未闻及干湿啰音及胸膜摩擦音。心界不大，心率 90 次 / 分，心律齐，各瓣膜听诊区未闻及病理性杂音，腹部平坦，全腹无压痛及反跳痛，双下肢无明显水肿，神经系统检查无阳性体征。

【辅助检查】

血常规：WBC 7.0×10^9/L，NE% 91%，HGB 130 g/L，PLT 144×10^9/L。

呕吐物潜血：阳性。

尿常规：潜血（2+），蛋白（1+），红细胞 27.3 个 /μL。

凝血功能：PT 12.8 s，APTT 38.3 s，PTA 35.6%。

血生化：K^+ 4.63 mmol/L，Na^+ 139.5 mmol/L，Cl^- 106.3 mmol/L，BUN 18.94 mmol/L，CREA 471.7 μmol/L，GLU 7.53 mmol/L，TCO_2 19.9 mmol/L，NH_3 34 mmol/L，AST 262.5 U/L，LDH 504 U/L，CK 118 U/L，

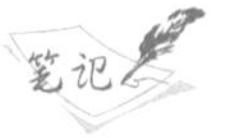

CK-MB 28 U/L，HBDH 653 U/L，TnI 0.55 μg/L，CRP 33.8 μg/L，hs-cTnI 0.18 ng/mL。

特种免疫球蛋白：补体 C3 0.41 g/L，补体 C4 0.14 g/L，ASO 124 IU/mL。

血气分析：pH 7.393，PCO_2 3.69 kPa，PO_2 9.36 kPa，SO_2 98%，BE –7.0 mmol/L，HCO_3^- 18.7 mmol/L。

咽拭子：甲型流感病毒通用型（*M* 基因）阳性，猪 H1N1 流感病毒通用型（*NP* 基因）阳性，甲型 H1N1 流感病毒特异型（*HA* 基因）阳性。

痰培养：金黄色葡萄球菌。

心电图：窦性心动过缓，窦房阻滞。

胸部 CT：双肺斑片影，左肺为主，双下肺密度增高，右下肺实变影。

头颅 CT：脑水肿。

腹部彩超：轻度脂肪肝，胆囊壁毛糙，腹水。

【诊断及诊断依据】

诊断：甲型 H1N1 流感危重症，多脏器功能衰竭，急性肾衰竭，肝功能异常，肺部感染，病毒性心肌炎，脑水肿。

诊断依据：患者有发热，伴有头痛、乏力、心悸等症状，呼吸道症状不明显，结合咽拭子 H1N1 阳性，考虑甲型 H1N1 流感诊断明确。患者起病时出现少尿及无尿，入院后完善相关检查，AST 262.5 U/L，BUN 18.94 mmol/L，CREA 471.7 μmol/L，肝功能异常，急性肾损伤 3 级诊断明确。患者有发热、心悸等症状，化验提示超敏肌钙蛋白 0.18 ng/mL，心电图提示窦性心动过缓、窦房阻滞，考虑可能为病毒感染所致的心肌炎。患者病程中出现意识不清，胡言乱语、定向能

力及认知力障碍，头颅 CT 提示脑水肿，需考虑为甲型 H1N1 流感合并中枢神经系统受累。患者发热，化验提示中性粒细胞比例较高、CRP 高，结合胸部 CT 示双肺斑片影、左肺为主，提示肺部感染诊断明确。

【治疗经过】

①给予奥司他韦 150 mg 每日两次抗病毒；②糖皮质激素 40 mg，q12h 静脉滴注连用 3 天；③呼吸机辅助通气；④先后应用头孢哌酮舒巴坦、万古霉素、亚胺培南、莫西沙星、多西环素等抗生素控制感染；⑤连续性静静脉血液滤过肾脏替代治疗；⑥还原型谷胱甘肽、多烯磷脂酰胆碱、甘草酸二铵保肝；⑦磷酸肌酸钠营养心肌；⑧甘露醇脱水控制颅内压；经过多脏器支持及抢救，患者神志转清，肾功能恢复。

【随访】

患者出院后无咳嗽、咳痰，咽拭子甲型 H1N1 流感病毒持续阴性，肾功能好转。出院时血肌酐 124 μmol/L，3 个月后门诊监测血肌酐降至 88 μmol/L，尿常规正常，尿量正常，全身无水肿。

病例分析

流感病毒感染是全世界发病率和死亡率均较高的感染性相关疾病的主要负担。一些患者因季节性或大流行性感染而出现并发症，使得住院和死亡的风险增加。其并发症包括肺炎、心肌炎、心包炎、中枢神经系统受累和多种神经系统疾病。结合该病例，患者并发肺炎、心肌炎、肝功能损伤、脑水肿、肾衰竭等多脏器功能衰竭，病情比较危重。

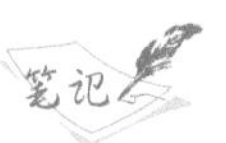

一项 Meta 分析提示甲型 H1N1 流感急性肾损伤（acute kidney injury，AKI）的发生率为 18% ～ 66%。AKI 的发生、发展与多种风险因素有关，包括年龄较大、器官功能障碍、合并症（糖尿病、肥胖或高 BMI、哮喘、慢性肾病）、怀孕、吸烟及实验室值改变，如剧烈酸中毒、CRP 和 LDH 升高或血小板减少等。结合本例患者，肥胖、酸中毒、CRP 和 LDH 升高、T 淋巴细胞降低、机械通气等都是其独立的危险因素。

AKI 所涉及的病理生理机制是多因素的，包括在强烈炎症反应的情况下同时发生低灌注、肾血管收缩、横纹肌溶解和病毒免疫反应。从组织病理学的角度来看，与甲型 H1N1 流感相关的急性肾衰竭可以通过存在急性肾小管坏死、血栓性微血管病、间质性肾炎或肌红蛋白沉积来解释。也有流感特异性核蛋白对肾实质的直接细胞病变性损伤及系膜增殖性肾小球肾炎伴 C3/C4 低补体血症的病例等免疫机制的报道。感染重症甲型 H1N1 流感病毒后，患者可出现 AKI、溶血性尿毒症综合征、横纹肌溶解症、弥散性血管内凝血、Goodpasture 综合征、急性肾小球肾炎和急性肾小管间质性肾炎。

AKI 病因分为肾前性、肾性和肾后性。分析本例患者，甲型 H1N1 流感后发生 AKI 的原因主要为：①呕吐、饮食不佳引起的低灌注等肾前性因素。②在强烈炎症反应的情况下同时发生肾血管收缩。患者本身肥胖，处于一种慢性炎症状态，其和 H1N1 诱导的炎症之间有协同作用，可导致更大的组织损伤。③急性感染后肾小球肾炎：有相关报道 H1N1 病毒感染后形成的外源性病毒复合物，可以针对病毒损伤修饰的内源性抗原的自身抗体形成，诱导肾组织损伤的促炎细胞因子释放或病毒蛋白对肾小球的直接细胞病变作用，引发急性感染后肾小球肾炎。病理提示系膜增殖性肾小球肾炎，关键时刻

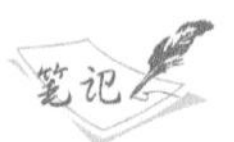

需要应用免疫抑制剂。本例患者感染后化验尿常规提示有尿蛋白、潜血阳性，补体 C3、C4 降低，应考虑此可能，需完善肾活检明确。但鉴于患者当时病情危重，无法行肾活检手术，有些遗憾。④急性肾小管间质性肾炎：也有关于流感病毒感染形成的病毒蛋白对肾小管的直接作用引发的急性肾衰竭报道。本例患者需考虑此可能，仍需肾活检明确。⑤药物性肾损伤：奥司他韦、甘露醇、万古霉素、莫西沙星等药物的应用。抗病毒药物奥司他韦主要由肾脏排泄，可能导致肾损伤，但目前尚无相关报道，注意其剂量的调整。本病例应用了甘露醇、多种抗生素，有多方面的原因可引发肾损伤加重。

一项来自 50 个国家 226 项研究的荟萃分析发现感染甲型 H1N1 流感病毒后，肾衰竭的程度可能相当严重，危重症患者的全球死亡率约为 31%，其中 75.7% 的患者需要连续性肾脏替代治疗。患者的死亡率与机械通气、慢性健康状况评分系统Ⅱ（APACHE Ⅱ）评分高、使用血管加压药、胆红素水平高、透析和 ICU 入院时 RIFLE 评分低有关。肾脏替代治疗作为一种常见的治疗方法降低了死亡率，缩短了病程，改善了肾脏的预后。但目前缺乏肾脏替代治疗的启动时机及疗程等的统一标准。结合本病例，甲型 H1N1 流感发生 AKI 后处理如下：①追溯用药史，停用或减量所有潜在的肾毒性药物。②该患者未接种流感疫苗，而流感疫苗接种是预防流感及其并发症的最有效方法，建议高危人群接种流感疫苗。③奥司他韦是一种来自神经氨酸酶抑制剂的抗病毒药物，已被发现在预防和治疗流感及其各种并发症方面非常有效。该患者存在病毒感染，应积极给予抗病毒治疗；若存在细菌、真菌感染，应早期、积极、规范给予抗感染治疗。④明确 AKI 的分级已处于 3 级，评估其风险，应及早行肾脏替代治疗，并配合相关的对症支持治疗，缩短疾病的进程，改善疾病的预后。

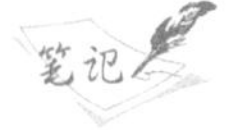

病例点评

甲型H1N1流感病毒是季节性流感的常见病原体。感染甲型H1N1流感病毒后患者一般临床症状较轻，但部分老年及有基础疾病的患者可有重症表现，以病毒性肺炎为主，可并发多器官衰竭，部分儿童和青少年并发病毒感染相关的脑功能障碍。此患者为青少年，发病急，多脏器功能衰竭，但治疗及时，第一时间启动连续肾脏替代治疗，同时给予抗病毒、抗感染、保肝、营养心肌、降颅压、呼吸机辅助通气等综合的多脏器重症医学的支持治疗，这是其预后良好的关键。

【参考文献】

1. ACEITUNO D，FICA A，FASCE R，et al. Glomerulonefritis aguda con requerimiento de diálisis asociada a influenza A H1N1pdm09：comunicación de dos casos. Rev Chilena Infectol，2017，34（1）：81-86.
2. DALBHI S A，ALSHAHRANI H A，ALMADI A，et al. Prevalence and mortality due to acute kidney injuries in patients with influenza A（H1N1）viral infection：a systemic narrative review. Int J Health Sci，2019，13（4）：56-62.
3. MARTIN-LOECHES I，PAPIOL E，RODRÍGUEZ A，et al. Acute kidney injury in critical ill patients affected by influenza A（H1N1）virus infection. Crit Care，2011，15（1）：R66.
4. WATANABE T. Renal complications of seasonal and pandemic influenza A virus infections. Eur J Pediatr，2013，172（1）：15-22.

（耿兴花　整理）

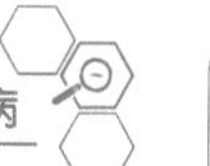

病例 22 过敏性紫癜合并 EB 病毒感染

病历摘要

【基本信息】

患者男性，57 岁，主因“发热 13 天，皮疹 4 天”入院。

现病史：患者入院前 13 天怀疑进食不当后出现发热，持续 10 天，体温最高 39 ℃，伴畏寒、寒战，发热时头痛，伴恶心、呕吐 1 次，为非喷射性呕吐，呕吐物为胃内容物，无呕血，无意识障碍，腰痛，腿痛。8 天前腹泻，黄稀便每日 10 余次，就诊于外院，诊断为发热待查、脂肪肝、胆囊结石、电解质紊乱，给予头孢噻肟、左氧氟沙星抗感染，间断服用洛索洛芬退热。入院前 4 天出现周身红色皮疹，无瘙痒，无疼痛，无水肿。入院前 3 天体温降至正常，为进一步诊治入我院。患者自发病以来，精神欠佳，食欲降低，目前大便恢复正常，尿无明显异常，体重降低约 4 kg。

流行病学史：发病前曾进食隔夜食物，否认类似患者接触史。

既往史：平素健康状况良好，胆囊结石，胆囊炎病史 20 余年，脂肪肝病史 2 年，否认传染病病史，否认食物、药物过敏史。

个人史：否认吸烟史，有饮酒史 10 年，每天约 1 两白酒，已婚，已育。

家族史：否认家族中有类似病患者。

【体格检查】

体温 36.8 ℃，脉搏 100 次 / 分，呼吸 20 次 / 分，血压 121/76 mmHg。表情忧虑，神志清楚，精神不振，周身红色淤点、淤斑，未见水肿，

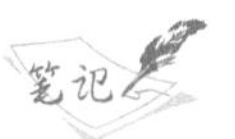

全身浅表淋巴结未触及异常肿大。双侧巩膜无黄染，双肺呼吸音清，未闻及干湿啰音及胸膜摩擦音。心界不大，心律齐，各瓣膜听诊区未闻及病理性杂音，未及异常周围血管征。腹部平坦，全腹无压痛及反跳痛，腹部未触及包块，肝、脾、胆囊未触及，Murphy 征阴性，麦氏点无压痛，双侧输尿管无压痛，双下肢无水肿。

【辅助检查】

尿常规：Pro（+），GLU（+），24 小时尿蛋白定量 0.8 g。

血常规：WBC 5.32×10^9/L，NE% 52.20%，HGB 124.00 g/L，PLT 116.00×10^9/L。

便常规：OB 阴性。

血生化：ALT 166.7 U/L，AST 125.7 U/L，TBIL 17.7 μmol/L，DBIL 7.0 μmol/L，TP 70.8 g/L，ALB 37.3 g/L，GLO 33.5 g/L，A/G 1.1，CHE 5230 U/L，K^+ 3.24 mmol/L，Na^+ 136.7 mmol/L，Cl^- 101.0 mmol/L，Ca^{2+} 1.85 mmol/L，Mg^{2+} 0.98 mmol/L，PHOS 0.94 mmol/L，UREA 2.26 mmol/L，CREA 55.8 μmol/L，URCA 197.0 μmol/L，GLU 5.49 mmol/L，TCO_2 25.2 mmol/L，AG 13.74 mmol/L，mOsm 286.18，eGFR 111.3 mL/（min · 1.73 m^2）。

EBV DNA：9.71×10^3 copies/mL。

甲丁戊肝系列抗体阴性，出血热抗体阴性，肥达外斐试验阴性。

腹部 CT 平扫 + 增强扫描：胆囊炎，双肾形态不规则。

胸部 CT：双肺纹理增多、增粗。

【诊断及诊断依据】

诊断：过敏性紫癜，EBV 血症，肝损害，肾功能损害，轻度贫血。

诊断依据：患者为中年男性，发热后出现皮疹，入院查体可见周身红色淤点、淤斑，辅助检查提示轻度转氨酶升高，尿常规示少量

蛋白尿，尿葡萄糖阳性，轻度贫血。EBV DNA 9.71×10^{3} copies/mL。甲丁戊肝系列抗体阴性，出血热抗体阴性，肥达外斐试验阴性。

该病需与以下疾病鉴别：①特发性血小板减少性紫癜：根据皮疹的形态、分布及血小板数量一般不难鉴别。②细菌感染：如脑膜炎双球菌菌血症、败血症及亚急性细菌性心内膜炎均可出现紫癜样皮疹，这些疾病的紫癜，其中心部位可有坏死。这类患者一般情况危重，且血培养阳性。

【治疗经过】

给予保肝、补液、抗过敏，补充维生素 C 治疗，患者病情好转，紫癜消退，体温正常。

【随访】

患者出院时神志清，精神可，紫癜变浅消退，周身无水肿。3 个月后化验 UREA 3.6 mmol/L，CREA 52 μmol/L，eGFR 115 mL/（min · 1.73 m^2），尿常规正常，尿量正常，全身无水肿。

病例分析

过敏性紫癜（anaphylactoid purpura；Henoch-Schonlein purpura，HSP），又称自限性急性出血症，是一种侵犯皮肤和其他器官细小动脉和毛细血管的过敏性血管炎。发病原因可能是病原体感染、某些药物作用、过敏等致使体内形成 IgA 或 IgG 类循环免疫复合物，沉积于真皮上层毛细血管引起血管炎。主要表现为紫癜、腹痛、关节痛等，但血小板不减少。虽然临床症状较轻且具有自愈性，但是严重者可出现胃肠道受损症状（腹痛、肠出血、肠梗阻、肠穿孔及肠套叠）、肾脏损害及其他器官损害（脑、肺等血管炎），甚至可危及

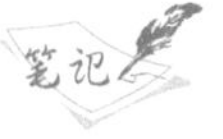

生命。过敏性紫癜的诊断依赖于典型的临床表现，按照 2013 年循证诊治建议，HSP 的诊断标准为可触性皮疹伴以下任何一条：①弥漫性腹痛；②任何部位活检显示 IgA 沉积；③关节炎 / 关节痛；④肾脏受损，表现为血尿或蛋白尿。此患者为中年男性，以发热伴皮疹为主要临床表现，入院查体见出血性皮疹，辅助检查提示肝肾轻度损害，甲丁戊肝系列抗体阴性，出血热抗体阴性，肥达外斐试验阴性。此患者符合诊断标准，考虑诊断为过敏性紫癜。约 1/3 的过敏性紫癜患者有前驱感染史，但未能证明与特殊感染相关。此患者入院后 EBV DNA 9.71×10^3 copies/mL，考虑 EBV 血症，但无法判断是急性或是慢性 EB 感染。一些研究提示过敏性紫癜与 EB 病毒感染相关，既往研究认为 EB 病毒感染相关肾损伤大多为自限性。此病例可动态观察肾脏情况及 EB 病毒感染情况。

过敏性紫癜具有自限性，单纯皮疹通常不需要治疗干预。治疗包括控制急性症状和影响预后的因素，如急性关节痛、腹痛及肾损伤。此患者经补液、抗过敏、对症治疗后，病情迅速好转，紫癜消退。

病例点评

过敏性紫癜为儿童期最常见的系统性小血管炎，该疾病名称几经变迁：风湿性紫癜、Henoch-Schonlein 紫癜、过敏性紫癜（肾炎）、IgA 血管炎（IgAV）等。2006 年欧洲抗风湿病联盟（European League Against Rheumatism）和欧洲儿童风湿病学会（Paediatric Rheumatology Society，PRES）鉴于其病理特征，即血管壁内存在异常的 IgA 沉积，将其定义为 IgAV；2008 年安卡拉共识会议（Ankara Consensus Conference）对其进行了更新；2012 年国际教堂山共识会

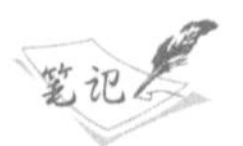

议（Chapel Hill Consensus Conference，CHCC2012）正式将其命名修订为 IgAV，累及肾脏的 IgAV 称为 IgAV 肾炎（IgAVN）。国内沿用最广泛的名称即过敏性紫癜。

过敏性紫癜儿童患者多数预后较好，属自限性疾病。95% 的儿童患者可获得完全缓解。对成年患者的预后结论不一，一般认为成年人出现终末期肾脏病的危险性较儿童高。此患者发病年龄较大，病情轻，症状迅速改善，需动态监测肾功能、尿常规、肾脏彩超变化至少半年。

【参考文献】

1. FOGAZZI G B，ASQUALI S，MORIGGI M，et al. Long-term outcome of Schönlein-Henoch nephritis in the adult. Clin Nephrol，1989，31（2）：60-66.
2. GARDNER-MEDWIN J M，DOLEZALOVA P，CUMMINS C，et al. Incidence of Henoch-Schönlein purpura，Kawasaki disease，and rare vasculitides in children of different ethnic origins. Lancet，2002，360（9341）：1197-1202.
3. 王海燕，赵明辉 . 肾脏病学 . 4 版 . 北京：人民卫生出版社，2020：1379-1384.
4. 黄正国，郭平安，谢忠罗，等 . 过敏性紫癜患儿呼吸道病原体和 EB 病毒感染情况及与肾损伤的关系 . 中国妇幼保健，2022，37（8）：1433-1435.

（曾志立　整理）

笔记

病例 23　危重型肾综合征出血热合并脑出血

病历摘要

【基本信息】

患者男性，25 岁，主因“乏力伴间断发热 5 天，神志障碍 1 天”入院。

现病史：患者于入院前 5 天无诱因感全身乏力，自觉体温升高，有畏寒，当地诊所考虑为感冒，给予输液治疗 2 天，患者渐感乏力加剧，伴发热，最高体温可达 40 ℃，不能进食，感恶心，呕吐数次。3 天前至外院就诊，化验：BUN 34 mmol/L，CREA 698 μmol/L，ALT 3564 U/L，AST 5132 U/L，TBIL 103 μmol/L，DBIL 71 μmol/L，LDH 23 839 U/L，CK 847 U/L，CK-MB 65 U/L，考虑急性肝肾衰竭。入院前 1 天患者出现神志障碍、躁动、尿色红黄，尿常规示 Pro（2+），WBC 9.55×10^9/L，NE% 65%，HGB 131 g/L，PLT 30×10^9/L，PCT 70.15 ng/mL。腹部 CT 示胆囊炎伴周围渗出；脾大；下腹部肠管水肿，腹、盆腔积液。病情危重，转入我院，收入重症监护室。

流行病学史：居住环境有老鼠出没。

既往史：中学时曾患肝炎，具体不详。

个人史：近期在廊坊从事牛羊肉加工工作，间断吸烟，少量饮酒。

家族史：否认家族中有类似病患者。

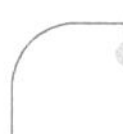

【体格检查】

体温 36 ℃，脉搏 93 次 / 分，呼吸 18 次 / 分，血压 115/73 mmHg。神志谵妄，急性病容，胸腹部及背部多发皮下出血点，双手及胸腹部多处淤斑、淤点。全身浅表淋巴结未触及异常肿大。双侧巩膜中重度黄染，可见球结膜下出血。颈软，无抵抗，双肺叩诊呈清音，双肺呼吸音粗，可闻及少量湿啰音。心界不大，心律齐，双下肢无水肿，四肢肌力、肌张力正常，腹壁反射，双侧肱二、三头肌腱反射，膝腱反射，跟腱反射正常引出，双侧 Babinski 征阴性，踝阵挛及扑翼样震颤均阳性。

【辅助检查】

外院化验结果回报：流行性出血热（EHF）IgM（+）。

血气分析：pH 7.42，PCO_2 19.8 mmHg，PO_2 139 mmHg，BE –12 mmol/L，HCO_3^- 12.8 mmol/L，SpO_2 99%，Lac 2.27 mmol/L。

PCT：35.26 ng/mL。

尿常规：pH 6.00，SG 1.015，BLD 300 cells/μL，Pro 1 g/L，BIL 15 μmol/L，RBC 15.90 个 /HPF，WBC 3.45 个 /HPF。

血常规：WBC 12.26×10^9/L，NE% 66.34%，HGB 99.40 g/L，PLT 22×10^9/L。

血生化：K^+ 4.95 mmol/L，Na^+ 128.60 mmol/L，Cl^- 90.10 mmol/L，Ca^{2+} 1.46 mmol/L，Mg^{2+} 1.20 mmol/L，P 2.39 mmol/L，BUN 50 mmol/L，CREA 874 μmol/L，GLU 7.02 mmol/L，TCO_2 11.70 mmol/L，AG 32 mmol/L，NH_3 46 μmol/L，LDH 1346 U/L，CK-MB 79 U/L，CRP 36 mg/L。

凝血功能：PT 24.2 s，PTA 29.3%，APTT 52.60 s，Fb 67.20 mg/dL，D- 二聚体 18.71 mg/dL。

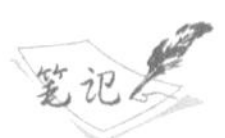

【诊断及诊断依据】

诊断：肾综合征出血热危重型，多脏器功能损害，肺部感染，布鲁菌感染，脑出血。

诊断依据：患者入院时病程共约 5 天，主要表现为乏力、食欲下降，伴间断发热，随后出现神志障碍；查体可见出血性皮疹及眼结膜下出血表现，躁动，神志障碍明显，肺部听诊呼吸音粗，可闻及湿啰音，腹软，扑翼样震颤及踝阵挛阳性，肢体运动正常；辅助检查提示白细胞升高，血小板下降，肝肾功能严重受损，电解质紊乱，凝血功能异常，PTA 低于 40%，尿蛋白阳性。腹部 CT 提示胆囊炎伴周围积液及脾大等。化验降钙素原明显升高。外院实验室检查结果回报：EHF IgM（+）。鉴别诊断需首先排除 CMV、EBV 等诱发肝肾损伤及皮疹等病毒感染，以及排除布鲁菌或布尼亚病毒等感染；其次考虑免疫性疾病，如成人 Still 病等；最后需要排除有无血液系统疾病。

住院过程中患者布鲁菌抗体阳性，考虑存在布鲁菌感染，补充诊断：布鲁菌感染。患者入院时神志障碍明显，存在严重凝血功能障碍，入院后第 10 天出现言语不利，左侧肢体不能活动，午间恶心、呕吐胃内容物 1 次，查体左侧肢体肌力为 0，左侧面瘫。头颅 CT 平扫示右顶叶脑出血，血肿形成。

【治疗经过】

①重症监护，给予输血等支持治疗。②病因治疗：利巴韦林抗病毒。③并发症治疗：a. 急性肾衰竭、AKI 3 期、酸中毒明显，立即给予连续性肾脏替代治疗（continuous renal replace treatment，CRRT）支持。b. 昏睡状态，躁动明显，气管插管保护气道。c. 控制感染。入院时存在肺部感染，给予头孢美唑抗感染，并完善细菌学检查。住

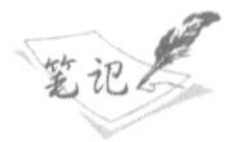

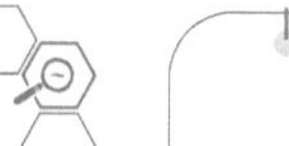

院过程中患者布鲁菌抗体阳性，考虑存在鲁菌感染，补充诊断：布鲁菌感染。停头孢美唑，换用莫西沙星 + 多西环素抗感染治疗。右顶叶脑出血，血肿形成，急诊全麻下行脑内血肿清除术。

【随访】

患者共住院 38 天，出院时神志清楚，左侧肢体活动障碍，肌力 1 级，肝肾功能恢复正常，院外于康复科进一步行神经功能康复。

病例分析

此病例为青年男性，急性起病，病程短。从事羊肉加工工作，居住环境有老鼠出没。既往史无特殊，否认家族中有类似病患者。本次发病主要表现为发热、乏力、纳差，入院前 2 天开始出现神志障碍。外院就诊化验发现白细胞升高，血小板下降，凝血功能障碍，肝肾功能损害，入院查体可见明显黄疸、皮肤出血表现，且外院 EHF IgM（+），肾综合征出血热诊断明确。

肾综合征出血热早期常见症状有三痛，即头痛、腰痛、眼眶痛；三红，即面红、颈红、上胸部潮红，似醉酒貌。典型病例临床分五期：发热期、低血压休克期、少尿期、多尿期及恢复期，但大部分患者临床症状不典型，五期可重叠出现。肾综合征出血热起病急，病死率为 0.1% ～ 15%，其死亡率与多器官功能障碍的受累器官多少密切相关，受累器官越多，死亡率越高，急性肾衰竭是其主要的致死原因。

虽然本病病因明确，但抗病毒治疗和免疫调节治疗有效结合仍是肾综合征出血热研究中的治疗策略，目前临床仍以综合支持治疗为主，其中肾脏替代治疗是重要的支持治疗。肾综合征出血热重症

预警指征为：体温＞ 40 ℃或发热病程＞ 1 周，恶心、呕吐频繁、剧烈，烦躁不安、谵妄或意识障碍，球结膜重度水肿，有明显出血倾向，白细胞计数＞ 30×10^9 /L，血小板计数＜ 20×10^9/L，血清白蛋白＜ 15 g /L。出现重症预警指征时，应密切观察患者的生命体征，监测血白细胞计数、血小板计数、血清白蛋白、血红蛋白等。重症患者出现急性呼吸窘迫综合征、结膜出血、昏迷则提示预后不佳。本患者分型为危重症，不适合间歇性血液透析，经 CRRT 支持治疗后肾功能逐渐恢复。患者血小板减少，凝血时间延长，存在严重凝血机制紊乱，CRRT 选择枸橼酸抗凝。患者病程中无明显少尿期，尿量最少的一天为 600 mL，且患者发病初期进食少，入液量少，故 CRRT 时不设或少设脱水，监测 CVP、心率、尿量等变化，维持内环境稳定，保持水电解质平衡。

病例点评

肾综合征出血热是由汉坦病毒（Hantavirus，HV）引起的急性传染病，在我国属于乙类法定传染病。肾综合征出血热呈世界性分布，病死率较高，是全球关注的公共卫生问题，疫区主要分布在亚洲，我国疫情最严重，每年报告的病例数占全球 90% 以上。本患者症状典型，及时进行了出血热抗体检查，诊断明确、及时，鉴别诊断过程中还发现了布鲁菌感染。

肾综合征出血热具有脓毒症和全身炎症反应综合征的特点，临床中不少危重型肾综合征出血热患者出现呼吸衰竭等表现，患者多死于多器官功能障碍综合征，因此很多学者指出，肾综合征出血热患者应积极采取血液净化治疗。当前血液净化治疗方式较多，重症

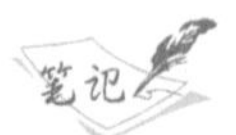

肾综合征出血热患者更适合 CRRT 模式。

本病例的难点在于患者入院时即病情危重，多脏器损伤，病程中出现脑出血并发症，救治难度极大。患者经过了包括 CRRT 等的生命支持，接受了脑出血血肿清除术，最终病情好转出院。

【参考文献】

1. 王海燕，赵明辉．肾脏病学．4 版．北京：人民卫生出版社，2020：1522-1526.
2. 谢青，李曾，李金强，等．实验室检查指标在重症肾综合征出血热患者中的早期预警价值分析．中华传染病杂志，2022，40（5）：288-292.
3. 贾秀云，于敏丽．肾综合征出血热治疗策略的研究进展．中华卫生杀虫药械，2021，27（5）：471-476.
4. 中华预防医学会感染性疾病防控分会，中华医学会感染病学分会．肾综合征出血热防治专家共识．中华传染病杂志，2021，39（5）：257-265.

（曾志立　整理）

笔记

病例 24 水痘 – 带状疱疹病毒感染相关的肾脏损害

病历摘要

【基本信息】

患者男性，7 岁 11 个月，主因“发热 4 天，皮疹伴昏睡 3 天”入院。

现病史：患儿 4 天前接触患带状疱疹的奶奶后出现发热，体温最高 39.4 ℃，无咳嗽、咳痰，无恶心、呕吐，无皮疹及其他伴随症状。3 天前患儿仍发热，体温最高 40 ℃，后背出现一枚水疱，疱液清亮，周围有红晕；颜面及前胸出现数枚红色斑丘疹，随后波及四肢、手足，伴口腔内疱疹及喉中痰鸣，遂就诊于当地医院，查血常规正常，CRP 18 mg/L，查胸部 X 线片示右肺野中内带见模糊片影，右肺门影增粗、增宽，考虑右肺肺炎。诊断为水痘、肺炎，给予头孢曲松静脉滴注，喷昔洛韦乳膏外用。患儿随后出现昏睡，不能唤醒，食纳差，尿量减少。2 天前患儿继续发热，体温波动在 37 ～ 42 ℃，皮疹进一步增多，呈现斑疹、丘疹、疱疹、结痂疹，仍昏睡，全天排尿 1 次。1 天前患儿体温正常，仍全天无尿伴昏睡，血气分析示 pH 7.391，PCO_2 30.0 mmHg，PO_2 114.0 mmHg，HCO_3^- 17.8 mmol/L，BE –6.2 mmol/L，Na^+ 128 mmol/L，Lac 1.6 mmol/L；生化提示 ALT 4818.3 U/L，AST 6844.6 U/L，CREA 340.5 μmol/L，BUN 26.62 mmol/L，UA 853 μmol/L，Na^+125 mmol/L，Ca^{2+} 2.06 mmol/L；血常规示 WBC 6.56×10^9/L，NE% 0.684，HGB 113 g/L，PLT 58×10^9/L；CRP 13 mg/L。

为进一步治疗转至我院感染科急诊，以“水痘”收入院。

既往史：出生时有窒息缺氧史，自幼诊断为脑性瘫痪、癫痫，现在家行康复治疗，口服丙戊酸钠、拉莫三嗪、苯巴比妥、加巴喷丁控制癫痫，现每天仍发作 20 余次，发作持续约数秒至数分钟，可自行缓解。

个人史：自幼运动、智力发育落后，长期卧床，现不能抬头，不能坐、站，不能抓握，不能说话。

【体格检查】

体温 36.6 ℃，脉搏 106 次 / 分，呼吸 25 次 / 分，血压 98/55 mmHg。发育、营养不良，昏睡，被动体位。全身可见较多红色斑疹、斑丘疹、丘疱疹和结痂疹，皮疹周围无明显红肿，球结膜水肿较明显，双肺可闻及少量湿啰音，四肢关节僵硬、屈曲位，活动轻度受限，四肢肌力 0 级，四肢肌张力升高，腹壁反射、提睾反射引出不全，双侧肱二、三头肌腱反射及膝腱反射、跟腱反射亢进，踝阵挛阳性。

【辅助检查】

血常规：WBC 6.56×10^9/L，NE% 68%，HGB 113 g/L，PLT 58×10^9/L。

炎症指标：PCT 34.01 ng/mL，SAA 12.0 mg/L，CRP 13 mg/L。

尿常规：比重 1.005，尿糖（+），尿蛋白（+），潜血（+）。

血生化：ALT 3018 U/L，AST 2684 U/L，TBIL 16.8 μmol/L，DBIL 13.4 μmol/L，ALB 28.2 g/L，K^+ 3.90 mmol/L，Na^+ 124.6 mmol/L，Cl^- 91.4 mmol/L，Ca^{2+} 1.84 mmol/L，UREA 28.59 mmol/L，CREA 365.8 μmol/L，GLU 5.55 mmol/L，TCO_2 18.4 mmol/L，eGFR 21.61 mL/（min · 1.73 m^2）。

凝血功能：PT 27.30 s，PTA 30%，INR 2.53，APTT 50.90 s，Fb 78 mg/dL，FDP 10 μg/mL，D- 二聚体 5.76 mg/L。

水痘病毒 IgM 抗体：阳性。

腹部超声：肝胆胰脾双肾及输尿管未见异常。心脏超声未见异常。

胸部 CT：双肺多发斑片影，右肺门及纵隔可见肿大淋巴结。

【诊断及诊断依据】

诊断：水痘，急性肾损伤，水痘脑炎，弥散性血管内凝血，重症肺炎，Ⅱ型呼吸衰竭，肝功能异常，心肌损害，重度营养不良，脑性瘫痪，癫痫。

诊断依据：①水痘：患儿为 7 岁男童，未接种水痘疫苗，发病前曾接触带状疱疹患者，临床以发热、皮疹为主要症状，皮疹为斑疹、斑丘疹、丘疱疹及结痂疹多样同时存在，符合水痘皮疹表现，结合水痘病毒 IgM 抗体阳性，明确诊断为水痘。②水痘脑炎：患儿意识障碍，球结膜重度水肿，考虑水痘脑炎可能。③含 AKI 的多脏器功能不全：患者入院后尿量减少，监测 CREA 365.8 μmol/L，肌酐较基线水平值升高 3 倍以上，符合 2012 KDIGO 指南中 AKI 3 期的诊断标准，同时合并肝、心肌、呼吸系统、凝血系统损害。

【治疗经过】

①扩容纠正入量不足；②输血浆改善凝血功能，输血小板预防重要脏器出血；③阿昔洛韦静脉滴注、干扰素雾化抗病毒；④美罗培南、氟康唑等静脉滴注抗感染及雾化止咳化痰；⑤呼吸机辅助通气；⑥丙种球蛋白、白蛋白支持，补电解质溶液等纠正电解质紊乱；⑦甘露醇降颅压；⑧复方甘草酸苷、还原型谷胱甘肽保肝，磷酸肌酸钠营养心肌，奥美拉唑静脉滴注预防应激性溃疡，呋塞米、螺内酯口服利尿，多巴胺泵入改善循环。

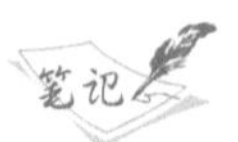

【随访】

患儿出院后水痘病毒抗体阴性，神经内科调整抗癫痫药物，未有癫痫发作。门诊复查肾功能正常，尿量、尿常规均恢复正常。

病例分析

水痘－带状疱疹病毒，也称为人类 α 疱疹病毒 3 型，作为原发性感染引起急性水痘。原发性水痘－带状疱疹病毒感染是以全身出现水疱疹为特征的急性传染病，具有高度传染性，可通过飞沫或直接接触疱液而传染，人群普遍易感，一般为轻微的自限性疾病。在成人中发病很少见，在免疫功能低下的患者中通常非常严重，发病率和死亡率高于儿童。在免疫功能缺陷患者中，病毒可侵犯心、肝、肺、肾和肾上腺等，并发皮肤感染、肺炎、脑炎、肝炎、心肌炎、肾炎、瑞氏综合征等。

结合本例患儿，出生时有窒息缺氧史，自幼诊断为脑性瘫痪、癫痫，长期口服控制癫痫药物，重度营养不良，基础疾病多，免疫功能低下，曾有接触患带状疱疹奶奶的流行病学史，发生水痘的概率较正常人加大。对于水痘并发急性肾损伤多有报道，发病机制包括病毒所致的免疫反应及病毒的直接损害，还有在强烈炎症反应情况下同时发生低灌注、肾血管收缩、横纹肌溶解。有相关文献报道，水痘－带状疱疹病毒感染可导致急性肾炎综合征，其肾组织光镜检查诊断为毛细血管内增生性肾小球肾炎，伴足细胞增生及重度肾小管损伤；免疫荧光检查显示“满堂亮”；电镜检查见到多部位电子致密物。另外，电镜及 Mann 染色光镜检查还见到病毒样颗粒和（或）包涵体。血清病毒学检查水痘－带状疱疹病毒 IgM 抗体阳性。肾组

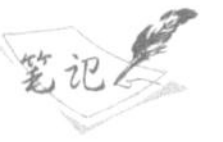

织免疫组化染色和原位杂交显示肾小球及肾小管上皮细胞内存在水痘－带状疱疹病毒抗原及转录产物 RNA。还有少数关于水痘－带状疱疹病毒感染引发血栓性微血管病的报道，其是一种以微血管病性溶血性贫血、血小板减少和肾衰竭为特征的综合征，发病机制与病毒感染造成的直接内皮损伤有关。其病情进展较快，早期诊断尤为重要，肾活检可以明确诊断、指导治疗、改善疾病预后。结合该患儿，分析有炎症状态下的低灌注可能，也不能排除急性肾炎综合征、急性肾小管间质性肾炎的可能，鉴于患儿配合差，未行肾活检，给予经验性治疗。

水痘感染后发生 AKI 时，病情危重程度不一，结合本病例，迅速分析发生 AKI 的病因，并做如下处理。①追溯用药史，停用或减量所有潜在的肾毒性药物。②对疑似低血容量的患者进行血容量扩张（如输入白蛋白或血制品）。③阿昔洛韦是 DNA 聚合酶抑制剂，可抑制水痘进展和缩短病毒复制的持续时间，是治疗水痘最有效的方案，但阿昔洛韦有潜在肾毒性，肾功能不全时需减少剂量。静脉注射免疫球蛋白可以提供抗体来中和入侵的水痘病毒，增强和增殖自然杀伤细胞，这被认为在消灭病毒方面发挥了非常重要的作用，与阿昔洛韦的抗病毒有协同作用。已推荐将静脉注射免疫球蛋白与阿昔洛韦联合使用来治疗播散性水痘患者。积极抗病毒治疗，存在细菌、真菌感染时，早期、积极、规范行抗感染治疗。④水痘减毒活疫苗可通过主动免疫来预防水痘及其并发症。这种疫苗对疾病的有效率为 80% ～ 85%，在预防严重疾病方面非常有效（超过 95%）。实施常规儿童免疫计划有望减少儿童的疾病发病率、并发症发生率、住院和死亡人数。对于这例患有严重并发症的患儿，早期给予抗病毒药物是必要的。⑤及早完善相关检查，必要时行肾活检，根据病

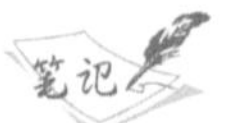

理类型，指导下一步治疗方案。对于危重病例，有行肾脏替代治疗、血浆置换配合依库珠单抗等免疫治疗的成功案例。

病例点评

水痘是水痘－带状疱疹病毒引起的一种传染性较强的疾病，多见于儿童，多数预后良好，3% 发展成重症水痘，可合并多脏器损害，死亡率高。此患儿脑瘫、营养不良、免疫力低下，是重症水痘的高危人群。水痘相关的肾损伤多发生于水痘出现后或皮损消散后，水痘出现至肾炎发病的潜伏期为 3～21 天，临床呈现急性肾炎综合征和（或）肾病综合征，偶有急进性肾炎综合征表现，多需要病理证实。此患儿以肾炎综合征表现为主，经过临床处理，预后良好。

【参考文献】

1. WANG D，WANG J Q，TAO X G. Fatal visceral disseminated varicella-zoster virus infection in a renal transplant recipient：a case report. World J Clin Cases，2021，9（30）：9168-9173.
2. MARTINOT M，KLEIN A，DEMESMAY K，et al . Acute renal failure related to high doses of acyclovir（15 mg/kg/8 h）during treatment of varicella zoster virus encephalitis. Antivir Ther，2019，24（4）：309-312.
3. PAŃCZYK-TOMASZEWSKA M，KUŹMA-MROCZKOWSKA E，SKRZYPCZYK P，et al. Acute tubulointerstitial nephritis following aciclovir treatment for chickenpox in children with nephrotic syndrome：a report of two cases. Cent Eur J Immunol，2020，45（4）：494-497.

（耿兴花　整理）

病例 25 猩红热继发急性肾衰竭及感染性心内膜炎

病历摘要

【基本信息】

患者女性，10 岁，主因“发热 5 天，皮疹 3 天”入院。

现病史：患儿入院前 5 天无明显诱因出现发热，最高体温超过 40 ℃，伴咽痛，无明显流涕、咳嗽、腹痛，自服消炎药（具体不详）无效，查血常规提示 WBC 16.2×10^9/L，NE% 94.5%，考虑猩红热，给予阿奇霉素、头孢孟多等药物治疗，并给予阿司匹林、布洛芬等退烧药对症处理。3 天前患儿头面部开始出现充血性皮疹，逐渐延至全身，无明显痒感。2 天前皮疹开始消退，呈片状脱屑，伴全身关节疼痛，活动障碍，右手背肿胀，至当地儿童医院查血常规提示 WBC 16.2×10^9/L，NE% 97.3%。现为进一步诊治入我院。发病以来，患儿进食差，食欲不振，大便少，尿量减少，具体不详。

流行病学史：无明显类似患者接触史。

疫苗接种史：未全程按国家计划免疫接种。

既往史：平素健康状况一般。1 岁半开始反复出现支气管炎，近半年无明显发作。发病前 2 天，左足踝关节扭伤。

个人史：系弃婴。

【体格检查】

体温 37.9 ℃，脉搏 137 次 / 分，呼吸 22 次 / 分，血压 90/55 mmHg。

急性病容，表情痛苦，强迫体位，神志清楚，精神差，查体不合作，皮肤潮红，全身皮肤可见广泛脱屑，以胸背部为著，无明显充血，双侧腹股沟可触及肿大淋巴结，直径约 0.3 cm，鼻翼扇动，咽部充血明显，双侧扁桃体Ⅱ度肿大，表面可见少量脓性分泌物。左手背肿胀，左足肿胀。

【辅助检查】

血常规：WBC 37.9 × 10^9/L，NE% 97.3%，HGB 109 g/L，PLT 321 × 10^9/L。

血生化：K^+ 3.08 mmol/L，Na^+ 120.3 mmol/L，Cl^- 88.8 mmol/L，BUN 22.97 mmol/L，Scr 464 μmol/L，TCO_2 16.3 mmol/L，TBIL 59.7 mmol/L，DBIL 47.2 mmol/L，TP 44.2 g/L，ALB 20.8 g/L，ALT、AST、LDH、CK-MB 均在正常范围内。

血气分析：pH 7.35，PO_2 123 mmHg，PCO_2 34 mmHg，SaO_2 97.5%。

咽培养：化脓性链球菌。

ESR：61 mm/h。ASO（+）。

尿常规：葡萄糖（+），蛋白（–），红细胞（–）。

腹部彩超：双肾弥漫性改变，肝偏大，腹水。

【诊断及诊断依据】

诊断：猩红热，脓毒血症，急性肾衰竭，左踝部脓肿，感染性心内膜炎，贫血，低蛋白血症。

诊断依据：患儿急性起病，发热、咽痛、皮疹，血象升高，以中性粒细胞为主，查体见咽部充血明显，扁桃体肿大，口周苍白圈，杨梅舌，全身皮肤片状脱屑，病程第 2 天出现皮疹，24 小时皮疹消退开始出现脱屑，猩红热诊断明确。根据入院急诊生化，入院后

持续无尿，肾功能明显受损，低蛋白血症诊断明确。患儿入院前有外伤史，入院查体左足踝部肿胀，外科会诊，穿刺引流出脓液，诊断为左踝部脓肿。入院后间断发热，超声心动图提示主动脉瓣、肺动脉瓣、二尖瓣、三尖瓣回声增强，部分呈小结节状，最大直径 19.9 mm × 4.7 mm，左心功能 EF 值 49%，诊断为感染性心内膜炎。CRRT 抗凝后口鼻及深静脉穿刺置管处渗血，HGB 迅速下降，最低 48 g/L，低蛋白血症诊断明确。

鉴别诊断：本病应与变应性亚败血症鉴别。变应性亚败血症又叫成人 Still 病，是一种病因未明的以长期间歇性发热、一过性多形性皮疹、关节炎或关节痛、咽痛为主要临床表现，并伴有周围血白细胞总数及粒细胞增高和肝功能受损等系统受累的临床综合征。自 Wissler（1943）首先报告后，Fanconi（1946）相继描述，因其临床酷似败血症或感染引发的变态反应，故称之为变应性亚败血症，但后者肾衰竭少见，且伴肝脾大，故不支持。

【治疗经过】

①抗感染治疗：此患儿在输注青霉素过程中发生全身痒感，咽部不适，疑似过敏症状，给予头孢呋辛抗感染治疗，患者后来感染重，合并急性肾衰竭，病情危重，加用盐酸万古霉素抗感染治疗。根据患儿肾功能水平，盐酸万古霉素首剂 0.5 g 治疗后，每周 0.5 g。②密切监测病情：导尿，监测尿量；监测血常规、电解质、肾功能变化。③并发症处理：a. 左踝部脓肿：请外科会诊，左足脓肿穿刺引流出脓液，送细菌培养。b. 急性肾衰竭、无尿 2 天：给予右侧股静脉置管，行 CRRT，模式为 CVVHDF。c. 感染性心内膜炎：入院 16 天时患儿仍间断发热，心脏彩超提示瓣膜赘生物，左心功能减退，诊断为感染性心内膜炎，给予万古霉素治疗 8 天后，患者再次发热，

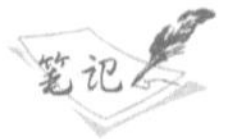

便涂片发现霉菌，停用万古霉素，给予氟康唑、亚胺培南西司他丁治疗。④对症支持治疗。

【随访】

患儿住院 35 天，出院时体温波动于 37 ～ 38 ℃，WBC 7.45×10^9/L，HGB 65 g/L，PLT 598×10^9/L，ASO（+），CRP 20.3 mg/L，咽拭子培养为正常菌群。复查心脏彩超：主动脉瓣、肺动脉瓣、二尖瓣、三尖瓣回声增强较前好转，EF 值 57%。

病例分析

猩红热是我国法定乙类传染病，是儿童和青少年的重要传染病之一。其是由 A 组乙型溶血性链球菌引起的急性呼吸道传染病，主要临床表现为发热、咽峡炎、皮疹等，少数患者患病后可出现变态反应性心、肾、关节损害，严重者可出现败血症甚至死亡。猩红热的临床表现主要由化脓性、中毒性和变态反应性病变综合而成，并引起相应的病理改变。

此患儿急性起病，发热、咽痛、皮疹，血象升高，以中性粒细胞为主。查体见咽部充血明显，扁桃体肿大，口周苍白圈，杨梅舌，全身皮肤片状脱屑，病程第 2 天出现皮疹，24 小时皮疹消退开始出现脱屑，血常规示 WBC 37.9×10^9/L，NE% 97.3%，咽培养示化脓性链球菌，猩红热诊断明确。患者病程中出现急性肾衰竭、脓毒血症、败血症、左踝部脓肿、感染性心内膜炎等并发症，因急性肾衰竭接受 CRRT 支持过程中使用抗凝剂出现口鼻渗血、股静脉临时管穿刺处渗血，导致 HGB 快速下降。患者入院时 HGB 109 g/L，最低至 48 g/L。

猩红热的治疗包括：①一般治疗：急性期卧床休息，呼吸道隔离。②病原治疗：虽然大多数A组链球菌对青霉素仍较敏感，但此患儿在输注青霉素过程中发生全身痒感，咽部不适，疑似过敏症状，遂给予头孢类抗生素，后因感染重，病情危重，加用万古霉素，但因合并急性肾衰竭，应根据当时肾功能情况调整抗生素用法用量。病程中发现继发感染性心内膜炎，抗生素使用疗程长。③对症及支持治疗：患儿病程中发生多种并发症，给予了积极处理（详见治疗经过）。

病例点评

猩红热多见于温带地区，寒带和热带少见，全年均可发生，但冬春季多，夏秋季少；可发生于任何年龄，但以儿童最为多见。中华人民共和国成立后，该病发病率下降，病死率已下降到1%以下，重型者已很少见。

此病例发生于2008年冬季，症状典型，诊断及时，给予了强有力的抗感染治疗和积极的支持治疗，但患儿合并了多种并发症，增加了救治难度。病例经验主要有两方面需要总结，一是CRRT抗凝剂的应用，受当时条件所限，采用的是肝素泵入抗凝治疗，出血风险较大，导致患儿口鼻、深静脉穿刺处渗血，且出血量较大，需输血支持。当前CRRT抗凝方案已有多种可选，包括枸橼酸抗凝等可减少患者出血风险。二是患儿抗生素使用疗程长，且病程中肾功能变化大，CRRT支持状态，均需根据当时病情及时调整抗生素用法用量。

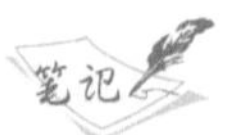

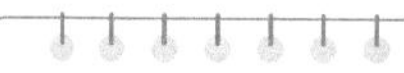

【参考文献】

1. 孔德川，蒋先进，邱琪，等．猩红热发病趋势、临床特征和病原学特征的研究进展．中华传染病杂志，2022，40（3）：189-192.

2. BASETTI S，HODGSON J，RAWSON T M，et al. Scarlet fever：a guide for general practitioners. London J Prim Care，2017，9（5）：77-79.

3. 中华医学会胸心血管外科分会瓣膜病外科学组．感染性心内膜炎外科治疗中国专家共识．中华胸心血管外科杂志，2022，38（3）：146-155.

（曾志立　整理）

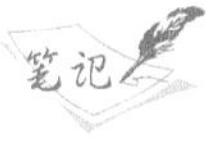

病例 26　布鲁菌感染相关肾脏疾病

病历摘要

【基本信息】

患者女性，48 岁，主因“腰痛 6 个月，间断发热 20 余天”门诊以“发热待查”收入院。

现病史：患者 6 个月前无明显诱因出现腰痛，无发热及其他不适，当地医院腰椎 CT 检查后诊断为骨质增生。20 余天前发热，体温最高 39 ℃，伴乏力、出汗。15 天前出现颜面部水肿，当地医院化验血常规：WBC 1.85×10^9/L，RBC 3.50×10^{12}/L，HGB 90 g/L，PLT 61×10^9/L。尿常规：尿潜血（3+），尿蛋白（2+），白细胞（1+），尿红细胞位相：非均一性红细胞血尿。血沉 33 mm/h；CRP 60.82 mg/L。自身抗体：ANA 斑点型 1 ∶ 160；抗双链 DNA 阴性，抗 Sm 抗体阴性，抗心磷脂抗体 IgM 阴性。肝功能：ALT 50.6 U/L，AST 79.5 U/L，TBIL 14.1 μmol/L。特种蛋白：补体 C3 0.29 g/L，补体 C4 0.190 g/L，补体 C1q 252.41 mg/L，IgA 415.7 mg/dL，IgG 2042.0 mg/dL，IgM 410.0 mg/dL。胸部 CT 提示双侧胸腔积液。腹部彩超提示脾大、门静脉扩张，肝、胰、双肾未见异常。于当地地方病防治中心查布鲁菌病提示虎红平板试验（4+），布鲁菌凝集试验：1 ∶ 100（4+）；血培养提示“布鲁菌属”，诊断为“布鲁菌病，系统性红斑狼疮？”，给予保肝、抗布鲁菌病等治疗 1 周，患者颜面部水肿加重，且逐渐出现双下肢水肿，为进一步诊治入我院。

既往史：否认其他疾病病史。

个人史：出生于内蒙古，常年居住内蒙古，否认吸烟、饮酒史。

【体格检查】

体温 37.5 ℃，脉搏 87 次 / 分，呼吸 20 次 / 分，血压 123/60 mmHg。神志清楚，贫血貌，全身皮肤黏膜颜色正常，无黄染，眼睑轻度水肿，口唇苍白，左下肺呼吸音弱，右肺呼吸音清，双肺未闻及干湿啰音。心率 87 次 / 分，心律齐，主动脉瓣第二听诊区可闻及舒张期吹风样杂音，余瓣膜听诊区未闻及病理性杂音。腹部饱满，全腹无压痛及反跳痛，腹部未触及包块，移动性浊音可疑，肝、脾、胆囊未触及，肝区叩痛阴性。双下肢可凹性水肿。双侧病理征阴性。

【辅助检查】

布鲁菌凝集试验：阳性。

血常规：WBC 2.00×10^9/L，NE% 59.20%，HGB 76.20 g/L，PLT 75.00×10^9/L。

电解质 + 肾功能：Ca^{2+} 1.89 mmol/L，BUN 14.66 mmol/L，CREA 275 μmol/L，URCA 575.00 μmol/L，GLU 6.83 mmol/L，K^+ 3.84 mmol/L，Na^+ 137.40 mmol/L。

肝功能：ALT 20.0 U/L，AST 19.6 U/L，TBIL 8.1 μmol/L，ALB 23.9 g/L。

凝血功能：PTA 94%，APTT 40 s。

炎症因子方面：CRP 56.70 mg/L，PCT 0.14 ng/mL，ESR 34.00 mm/h。

免疫方面：ANA 阴性，抗 Sm 抗体阴性，抗双链 DNA 抗体阴性。

特种蛋白：IgG 18.70 g/L，IgM 4.83 g/L，C3 0.28 g/L，C4 0.11 g/L，RF 292 IU/mL，ANCA 阴性，肿瘤系列阴性。

特殊病原体方面：RV-IgG、CMV-IgG、HSV-1-IgG 阳性。γ - 干扰素释放试验 A + B 阴性，肥达外斐试验阴性，G/GM 试验阴性，嗜肝病毒血清检测均阴性，梅毒、HIV 抗体阴性。

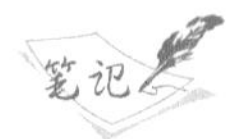

24 小时尿蛋白：2.33 g/L。

尿常规：尿比重 1.015，尿潜血（3+），尿蛋白（2+），白细胞（1+），红细胞（4+）。

超声心动图：二尖瓣少量反流，主动脉瓣无冠瓣高回声（赘生物？1.1 cm × 1.1 cm），主动脉瓣少量反流，左室舒张功能减低。

腹部超声：肝实质回声偏粗，脾大，腹水，双肾肿大，实质回声增强。

胸部 CT 平扫：两侧胸腔积液，右侧叶间胸膜包裹性积液，两肺多发微结节，两肺下叶炎性索条影。

【诊断及诊断依据】

诊断：布鲁菌病，布鲁菌心内膜炎，布鲁菌脊柱炎，急性肾损伤，胸腔积液，腹水，低蛋白血症，贫血，脾大，白细胞减少，血小板减少。

诊断依据：①布鲁菌病：患者为中年女性，常年接触羊及进食羊肉，主要临床表现为间断发热，伴乏力、出汗，当地医院行血培养示布鲁菌属。布鲁菌凝集试验阳性，诊断明确。胸部 CT 提示 L_1 椎体骨质破坏，考虑为布鲁菌所致脊柱炎。②布鲁菌心内膜炎：患者诊断为布鲁菌病，超声心动图提示主动脉瓣赘生物，考虑布鲁菌心内膜炎诊断成立。③急性肾炎综合征：患者发热，颜面部、双下肢水肿，尿常规提示潜血（3+），蛋白（2+），尿红细胞相差显微镜提示肾小球源性血尿，血肌酐升高提示肾功能损害明显，超声提示双肾增大，临床诊断急性肾炎综合征明确。

【治疗经过】

①给予多西环素、利福平联合头孢曲松抗布鲁菌病治疗，降温，托拉塞米、螺内酯利尿，利可君升白细胞，葡萄糖酸钙补钙，养血

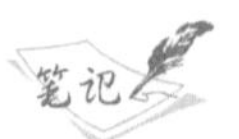

饮纠正贫血，维持水电解质平衡，改善肾功能等对症治疗。②感染性心内膜炎：给予抗布鲁菌病治疗后，复查超声心动图示瓣膜赘生物较前增大，考虑单纯内科保守治疗布鲁菌心内膜炎效果不佳，建议患者出院后于综合医院心外科就诊，进一步诊治心内膜炎。③经抗布鲁菌治疗后，临床症状好转，但肾功能好转不明显，需行肾活检进一步明确病因。

【随访】

经过 35 天住院治疗，患者体温正常，颜面及下肢水肿消退，心脏杂音如前，肌酐水平稳定（CREA 238 μmol/L），好转出院，外院心外科继续治疗。

病例分析

布鲁菌病是一种由布鲁菌引起的人畜共患疾病，可造成多系统损害，全世界每年约 50 万人感染。布鲁菌病分为：病程 6 个月以内的急性感染，起病相对急，表现为发热、多汗、厌食、乏力、头痛、肌痛、肝脾淋巴结肿大等，热型以弛张热最多；病程超过 6 个月仍未痊愈的慢性感染，主要表现为疲乏无力，有固定或反复发作的关节和肌肉疼痛。本例患者急性起病，以腰痛、发热为主，考虑急性感染，主要并发症有心内膜炎和急性肾炎。

布鲁菌感染引起肾脏受累的病例很罕见，目前据报道布鲁菌病合并肾脏损伤主要有 3 种类型：①急性间质性肾炎或肾盂肾炎；②慢性肉芽肿间质性肾炎；③免疫复合物介导的肾小球肾炎（多伴有布鲁菌心内膜炎）。布鲁菌病导致肾脏受损机制方面：目前研究显示潜在的发病机制是细菌的直接侵袭（间质性肾炎）或由循环免疫

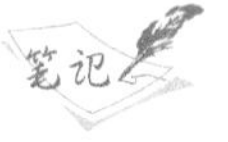

复合物引起的间接肾小球受累（肾小球肾炎）。感染通常诱导免疫复合物的形成，通过免疫复合物在肾脏中的沉积，发生肾小球肾炎。亦有研究显示，布鲁菌病患者的肾小管损伤是由肾小球滤过率降低引起的，这种损伤改变了肾小球小管中磷和钠的再吸收，同时布鲁菌属是细胞内病原体，可导致肾小球和肾小管的直接损伤，需要进一步调查来证明这一假设。

布鲁菌心内膜炎主要侵犯主动脉瓣（约为 75%）。关于布鲁菌感染性心内膜炎的相关报道国内仅 5 例，患者的突出表现为血小板减少。布鲁菌病血液系统损害主要表现为贫血、白细胞减少及血小板减少。引起血液系统受累的原因可能与细菌内毒素及变态反应有关，脾大、脾功能亢进、血小板抗体的形成以及组织细胞的吞噬等都是引起血小板减少的原因。

布鲁菌病同时合并肾脏和心脏损害的发病率较低，临床极易漏诊或误诊。本病例是由布鲁菌病引起的急性肾炎及感染性心内膜炎，较为少见。本例患者的肾功能恶化可能是由布鲁菌病引起的感染性心内膜炎中的免疫复合物所致，需要肾脏活检进一步明确。

治疗上：对于成人及 8 岁以上儿童，WHO 推荐首选多西环素联合利福平等药物治疗。本例患者采用此方案治疗，效果尚可。

病例点评

本例患者为布鲁菌感染引起的多系统损害，突出表现为脊柱炎、感染性心内膜炎和布鲁菌感染后肾小球肾炎，经过规范的抗布鲁菌治疗，患者器官或系统损害仍未恢复，心外科干预和肾活检均是进一步需要考虑的诊疗决策。

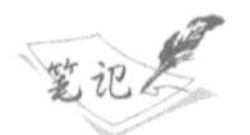

【参考文献】

1.《中华传染病杂志》编辑委员会 . 布鲁菌病诊疗专家共识 . 中华传染病杂志，2017，35（12）：705-710.

2. CONKAR S，KOSKER M，CEVIK S，et al. Association of brucellosis with renal tubular and glomerular damage in children in Turkey. Saudi J Kidney Dis Transpl，2018，29（2）：284-289.

3. CEYLAN K，KARAHOCAGIL M K，SOYORAL Y，et al. Renal involvement in Brucella infection. Urology，2009，73（6）：1179-1183.

4. 曾晖，舒晓蓉，王琦，等 . 布鲁氏菌心内膜炎合并急性肾损伤一例 . 岭南现代临床外科，2021，21（6）：673-674.

5. 王英，许珺，胡海峰，等 . 抗布鲁菌病治疗致急性肾损伤 2 例分析并文献复习 . 中国中西医结合肾病杂志，2015，16（11）：1010-1012.

（刘海燕　整理）

笔记

病例 27 重症疟疾并发溶血性尿毒综合征

病历摘要

【基本信息】

患者男性，34岁，主因“间断发热5天”门诊以“疟疾”收入院。

现病史：患者入院前 5 天无明显诱因出现发热，体温 38.4 ℃，伴乏力、肌肉酸痛，无恶心、呕吐，无腹泻、腹痛，无尿频、尿急、尿痛等不适，自行服用布洛芬对症退热治疗，体温可降至正常，退热过程中伴大汗。3 天前患者再次发热，体温最高 38.5 ℃，再给予布洛芬对症治疗。后患者再次就诊于当地医院，查疟原虫抗体阳性，血涂片可见疟原虫环状体，遂以“疟疾”收入院治疗，患者住院治疗过程中多次出现发热，自诉体温最高 41 ℃，每次发热时均给予对症退热等处理。入院前 1 天患者就诊于我院门诊，查血涂片可见疟原虫环状体，血常规示 WBC 5.19×10^9/L、HGB 156 g/L、PLT 30.4×10^9/L，门诊给予蒿甲醚肌内注射、双氢青蒿素口服后收入院。

流行病学史：患者 2 个月前至非洲乍得共和国生活，期间有蚊虫叮咬史。

既往史：无特殊。

个人史：有传染病疫区生活史，已婚，育有 1 女。

家族史：否认家族中有类似病患者。

【体格检查】

体温 37.5 ℃，脉搏 102 次 / 分，呼吸 20 次 / 分，血压 124/82 mmHg。神志清楚，全身皮肤黏膜颜色正常，无黄染，眼睑轻度水肿，口唇苍白，左下肺呼吸音弱，右肺呼吸音清，双肺未闻及干湿啰音。心率 102 次 / 分，心律齐，各心脏瓣膜区未闻及杂音，腹部饱满，全腹无压痛及反跳痛，腹部未触及包块，移动性浊音可疑，肝、脾、胆囊未触及，肝区叩痛阴性。双下肢无水肿，双侧病理征阴性。

【辅助检查】

血常规：WBC 5.19×10^9/L，HGB 156 g/L，PLT 30.4×10^9/L。

血涂片：可见疟原虫环状体。

电解质 + 肾功能：K^+ 3.80 mmol/L，Na^+ 130 mmol/L，Cl^- 97 mmol/L，Ca^{2+} 1.95 mmol/L，UREA 16.36 mmol/L，CREA 294 μmol/L，P 0.71 mmol/L，Mg^{2+} 0.68 mmol/L，GLU 6.74 mmol/L，TCO_2 15.3 mmol/L。

肝功能：ALT 113 U/L，AST 184.6 U/L，TBIL 110.9 μmol/L，DBIL 90.7 μmol/L，TP 58.3 g/L，ALB 31.3 g/L，GLO 27.0 g/L，A/G 1.2，CHE 6117 U/L。

凝血功能：PTA 98.00%，INR 1.15，APTT 30.70 s，D- 二聚体 8.11 mg/L。

心肌酶谱：LDH 1206.0 U/L，CK-MB 59.3 U/L，HBDH 812 U/L。

炎症指标：CRP 360.3 mg/L，PCT 37.42 ng/mL。

彩超：轻度脂肪肝，腹水，胆囊壁毛糙，双侧胸腔积液，双肾实质回声稍强。

【诊断及诊断依据】

诊断：重症疟疾伴溶血性尿毒综合征，肺部感染，血小板减少，低蛋白血症。

诊断依据：①重症疟疾伴溶血性尿毒综合征：患者有疟疾高发

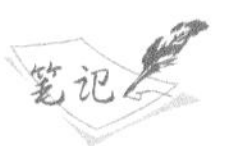

地区生活史，入院前 5 天出现间断发热，体温 41 ℃，血涂片可见疟原虫，疟疾诊断明确。入院后患者尿少，尿呈酱油色，尿常规示 pH 7.00，BLD（+），尿红细胞 10 个 /μL，网织红细胞升高，肾脏功能受损，伴贫血，血小板下降，考虑疟疾合并溶血性尿毒综合征，且合并肝损害，诊断重症疟疾成立。②肺部感染：CRP、PCT、血象升高，影像学提示双侧胸腔积液、双侧肺炎，考虑合并肺部细菌感染。

鉴别诊断：疟疾应与多种发热性疾病相鉴别，如败血症、伤寒、钩端螺旋体病、肾综合征出血热等。

【治疗经过】

①病因治疗：给予蒿甲醚肌内注射、双氢青蒿素哌喹片口服抗疟治疗。②对症治疗：疟疾常规护理，卧床休息，清淡饮食。③并发症治疗：a. 肺部感染，给予头孢美唑抗细菌感染。b. 溶血性尿毒综合征处理：按照 AKI 处理原则，行持续床旁 CRRT，减轻毒素、炎症及水负荷。c. 给予输注同型血小板 2 U。经上述治疗，患者尿量逐渐增多，血肌酐下降，肾功能逐渐恢复。

【随访】

患者出院后体温正常，肝肾功能持续好转。出院 1 周后血肌酐 141 μmol/L，尿量 2000 mL/d。3 个月后门诊复查肾功能正常，尿常规正常。

病例分析

疟疾是疟原虫所致的地方性传染病，主要流行于热带和亚热带地区，典型的临床表现为周期性寒战、发热、大汗等症状，可伴脾大和贫血等体征。2021 年 6 月 30 日，WHO 宣布中国通过消除疟疾认证，成为 WHO 西太平洋区域 30 多年来第一个获得无疟疾认证的国家，

但随着国际交流合作的日益频繁，国际旅行入境人员的增加，我国面临的输入性疟疾威胁将长期存在。典型疟疾的临床表现是间歇发作性寒战、高热、大量出汗及贫血、脾大。疟原虫中可以引起肾脏受累的主要是三日疟原虫、四日疟原虫和恶性疟原虫。溶血性尿毒综合征是以微血管病性溶血性贫血、血小板减少和急性肾衰竭典型三联征为特征的一种血栓性微血管病，可由感染、妊娠、药物、移植、肿瘤、钴胺素 C 缺乏等因素触发。以下临床表现提示溶血性尿毒综合征：HGB ＜ 100 g/L；网织红细胞升高；外周血涂片检查可见红细胞碎片；库姆斯试验阴性；血清乳酸脱氢酶升高；血小板计数＜ 150×10^9/L；血肌酐较参考水平升高 1.5 倍以上。本病例患者有疟疾高发地区生活史，临床表现以发热起病，体温最高达 41 ℃，血涂片可见疟原虫，考虑疟疾诊断明确。病程中出现酱油色尿，尿素氮 33.96 mmol/L，血肌酐 507.2 μmol/L，HGB 下降，网织红细胞升高，血小板下降，考虑溶血性尿毒综合征合并肝功能损害，诊断为重症疟疾。

WHO 把疟原虫检测阳性且出现下列之一临床表现者，判定为重症疟疾：①意识受损；②虚脱；③多次抽搐；④酸中毒；⑤低血糖；⑥严重贫血；⑦肾功能损害；⑧黄疸；⑨肺水肿或急性呼吸窘迫综合征；⑩显著出血；⑪休克；⑫高原虫血症。由于我国已消除疟疾，人群对疟疾免疫力极低，原虫密度＞ 5% 即可导致重症疟疾，因此，我国对 WHO 上述指标的第 12 项高原虫血症＞ 10% 调低为＞ 5%。同时，对患者出现急性血小板下降、血铁蛋白显著增高者须警惕发展至重症可能。

疟疾治疗包括病因治疗（选用速效、不良反应较少的抗疟疾药物，迅速杀灭疟原虫及预防远期复发）、对症治疗和必要的支持治疗。非重症疟疾或无严重并发症者，只要及时治疗，预后良好，无

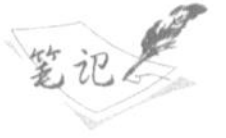

后遗症；但重症疟疾病死率较高。此患者诊断及时，接受抗疟治疗，进行积极并发症治疗及支持治疗，康复出院。

病例点评

疟疾的典型临床发作对诊断有很高的特异性。大量被疟原虫寄生的红细胞在血管内裂解，可引起高血红蛋白血症，出现腰痛、酱油色尿，严重者可出现中度以上贫血、黄疸甚至发生肾衰竭，称为溶血性尿毒综合征（hemolytic urinemic syndrome，HUS），又称黑尿热，主要由血红蛋白和抗原 / 抗体复合物等大分子物质堵塞肾小球基底膜并引起急性免疫变态反应所致。此种情况也可由抗疟药物如伯氨喹所诱发。

重症疟疾临床表现多见于无免疫力人群，虽然 4 种疟原虫均可引起重症疟疾，但多数由恶性疟原虫所致。本病例的难点在于早期评估及病因分析，根据患者的临床资料进行综合判断，及时发现重症疟疾，在病因治疗基础上，给予强有力的支持治疗改善患者预后。

【参考文献】

1. 国家传染病医学中心撰写组 . 疟疾诊疗指南 . 国际流行病学传染病学杂志，2022，49（4）：217-224.
2. MONROE A，WILLIAMS N A，OGOMA S，et al. Reflections on the 2021 World malaria report and the future of malaria control. Malar J，2022，21（1）：154.
3. BREBNOR DES ISLES C，CHITRAKAR A，PATEL H，et al. Blackwater fever in pregnancy with severe falciparum malaria：a case of imported malaria from Nigeria to the United Kingdom during the COVID-19 pandemic. Cureus，2021，13（12）：e20170.

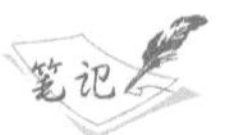

（曾志立　整理）

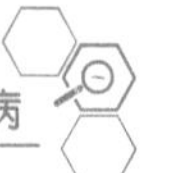

病例 28　破伤风伴横纹肌溶解致急性肾损伤

病历摘要

【基本信息】

患者男性，56 岁，主因“被狗咬伤 10 天，张口困难并全身僵硬不适 3 天”急诊入院。

现病史：患者 10 天前在家被狗咬伤右足小趾，未注射狂犬及破伤风等疫苗，伤口未做处理，后伤口自行愈合。3 天前感全身不适，出现颈项强直，腰背部酸痛，全身僵硬，张口困难，言语不利，四肢能活动，可进流食，能饮水，不伴发热，无恶心、呕吐，无恐水、怕风，无流涎，无睡眠障碍。至当地医院就诊，考虑为中风，给予中药处理，上述症状未见改善且有继续加重表现，至当地传染病医院就诊，考虑为破伤风，不能排除外狂犬病，遂至我院抢救，于我院急诊就诊时患者频繁抽搐，予以气管插管后收入重症监护室。

既往史：阑尾切除术 2 年。否认其他手术、外伤史。

个人史：吸烟 10 支 / 日，约 30 年；偶饮酒，每次约 3 两。

【体格检查】

体温 36.7 ℃，脉搏 71 次 / 分，呼吸 15 次 / 分，血压 156/107 mmHg。神志清楚，体形消瘦，急性病容，被动体位，精神焦虑，平车推入。查体欠合作，结膜无苍白、出血，双侧瞳孔等大等圆，对光反射灵敏，张口约 2 横指，下牙齿脱落 2 颗，双肺呼吸音清，未闻及干湿

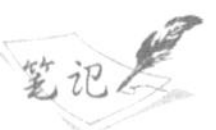

啰音。心界不大，心律齐，四肢、关节未见异常，活动受限，双下肢无水肿，四肢肌力、肌张力增高明显，腹壁反射正常引出，双侧肱二、三头肌腱反射及膝腱反射、跟腱反射亢进，双侧 Babinski 征、踝阵挛、扑翼样震颤、Kernig 征阴性。

【辅助检查】

血气分析：pH 7.323，PCO_2 52 mmHg，PO_2 108 mmHg，BE 1 mmol/L，HCO_3^- 27 mmol/L，SpO_2 98%，Lac 0.79 mmol/L。

心肌酶：肌红蛋白 1200 ng/mL，肌钙蛋白 0.014 ng/mL，BNP 31.0 pg/mL。

肝功能：ALT 54.6 U/L，LDH 184 U/L，AST 46.7 U/L，TBIL 14.2 μmol/L，DBIL 4.2 μmol/L，ALB 42 g/L；CK 6353 U/L，CK-MB 303 U/L。

血常规：WBC 16.9×10^9/L，NE% 82.94%，HGB 132 g/L，PLT 98×10^9/L。

电解质＋肾功能：K^+ 5.30 mmol/L，Na^+ 143.9 mmol/L，Cl^- 105.2 mmol/L，Ca^{2+} 2.40 mmol/L，Mg^{2+} 4.83 mmol/L，BUN 39.33 mmol/L，CREA 430.1 μmol/L，GLU 9.86 mmol/L。

降钙素原：6.95 ng/mL。

胸部 X 线片：右上肺炎。

【诊断及诊断依据】

诊断：破伤风危重型，横纹肌溶解综合征，急性肾损伤 3 期，肺部感染。

诊断依据：①患者发病前有狗咬伤史，未处理伤口。外伤 7 天后出现张口困难等肌强直表现，查体苦笑面容，张口约 2 横指，颈肩部、背部、腹肌、四肢及咬肌均受累，抽搐频繁发作，同时患者

有血压升高等自主神经失调表现。结合患者临床表现及病史，诊断为破伤风危重型成立。患者有明确的狗咬伤史，应与狂犬病鉴别：狂犬病可出现全身肌肉痉挛表现，但常见症状为迷走神经兴奋表现，如腺体分泌增多、恐水等，与该患者临床表现不相符，临床不支持。②横纹肌溶解综合征：患者发病后抽搐频繁，就诊我院前气道不能保护，未行有效的药物治疗等措施控制其抽搐发作，入院后化验 CK 升高明显，肌肉损伤明确。③急性肾损伤 3 期：患者无肾脏基础疾病，肌酐水平较基线值升高 3 倍以上，符合 2012 KDIGO 指南 AKI 3 期的诊断标准。

【治疗经过】

①一般治疗：气管插管，保护气道并给予氧疗；②注射破伤风免疫球蛋白中和破伤风毒素；③头孢哌酮钠舒巴坦钠联合替硝唑治疗吸入性肺炎并抗破伤风杆菌；④咪达唑仑镇静、硫酸镁解痉控制抽搐；⑤纠正交感神经兴奋；⑥针对急性肾损伤给予 CRRT 支持至肾功能恢复。经过 30 天治疗，患者神志清楚，肝肾功能及肌酶正常，全身肌张力及肌力恢复正常出院。

【随访】

10 年后随访，患者无神经肌肉后遗症，肾功能持续正常。

病例分析

本例患者为中年男性，急性起病，发病前有明确狗咬伤史，未处理，未注射疫苗，有张口困难等肌强直表现，苦笑面容，频繁抽搐发作，临床破伤风诊断成立。破伤风是由破伤风杆菌引起的可致命但可预防的疾病，以疼痛性痉挛和肌肉强直为特征。破伤风死亡

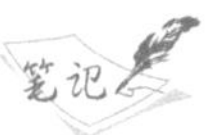

率与疾病的严重程度及心血管、肺部和肾脏并发症有关。本例患者合并吸入性肺炎、横纹肌溶解、急性肾损伤等。急性肾损伤是破伤风常见且致命的并发症。破伤风毒素导致肌肉剧烈痉挛和反复收缩，加上上呼吸道肌肉持续痉挛造成的机体持续缺氧，可能导致横纹肌细胞迅速坏死，从而导致急性横纹肌溶解。不受控制的肌肉痉挛和以血流动力学不稳定、肾上腺素能过度活跃为特征的自主神经功能障碍引起的横纹肌溶解被认为是急性肾损伤的潜在机制。急性肾损伤会增加死亡风险、延长住院时间和呼吸机使用天数，并增加住院费用。中和毒素、控制肌肉痉挛、稳定自主神经、管理伤口和监测重要器官的功能是治疗的重点。本例患者入院后立即给予解痉、控制抽搐等治疗，同时充分水化、碱化尿液联合 CRRT 等治疗是患者获得良好预后的关键。此外，研究表明神经肌肉阻滞剂能缓解肌肉痉挛，并能预防重症破伤风持续抽搐造成的横纹肌溶解，降低破伤风患者急性肾损伤的发生。

病例点评

破伤风是临床误诊和延诊的常见疾病，在落后地区仍有相当比例的致残率和死亡率。破伤风死亡率与疾病的严重程度，以及心血管、肺部、神经系统和肾脏并发症有关。急性肾损伤是破伤风常见的并发症，只有早期诊断并予及时有效的控制破伤风等治疗才是破伤风相关肾功能损伤的防治之道。

【参考文献】

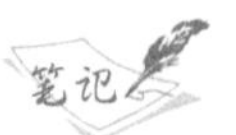

1. LI L，LIU Z N. Rhabdomyolysis with acute anuria renal failure caused by surgical

injection-induced tetanus in an adult. Clin Med（Lond），2021，21（1）：e103-e105.

2. KARNAD D R，GUPTA V. Intensive care management of severe tetanus. Indian J Crit Care Med，2021，25（Suppl 2）：S155-S160.

3. 中国创伤救治联盟，北京大学创伤医学中心 . 中国破伤风免疫预防专家共识 . 中华外科杂志，2018，56（3）：161-167.

4. NASEEM F，HUSSAIN A，ARIF F. Frequency of acute kidney injury in tetanus patients of paedriatic intensive care unit：a public hospital experience. Pak J Med Sci，2018，34（2）：363-367.

（刘海燕　整理）

笔记

病例 29 梅毒合并血液透析并发韦尼克脑病

病历摘要

【基本信息】

患者女性，84 岁，主因“外院规律血液透析 3 年，右上腹痛伴恶心、呕吐 1 个月，意识障碍 3 天”入院。

现病史：3 年前患者因急性药物性肾损伤开始规律血液透析治疗，每周透析 3 次，方案为 HD，每次透析 4 小时，透析间期体重增长尚可（2 ～ 3 kg），干体重控制尚可，Kt/V 1.25。1 个月前患者进食油腻食物后胆囊炎复发，反复恶心、呕吐，外院急诊查血常规：WBC 6.06×10^9/L，NE% 52.9%，HGB 127 g/L。血生化：K^+ 5.35 mmol/L，P 1.73 mmol/L，ALB 37.8 g/L，CRP 14.2 mg/dL。胆囊超声提示胆囊多发结石（充满型），建议手术治疗。家属及患者本人因年龄大，手术风险高，仅接受内科口服消炎利胆片及熊去氧胆酸治疗，之后仍间断恶心，食欲差。3 天前无明显诱因出现意识障碍，门诊以“意识障碍”收入院。

既往史：胆囊炎、胆囊结石病史 10 年余。先天性梅毒，已行正规驱梅治疗。

个人史：否认饮酒史。

【体格检查】

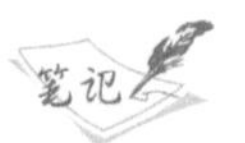

体温 36.6 ℃，脉搏 76 次 / 分，呼吸 18 次 / 分，血压 138/65 mmHg。

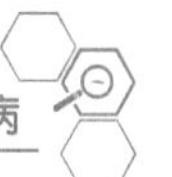

昏睡，巩膜无黄染，球结膜无出血。颈软，无抵抗，双肺叩诊呈清音，双肺呼吸音粗，可闻及少量湿啰音。心界不大，心律齐，双下肢无水肿，四肢肌力、肌张力正常。腹壁反射，双侧肱二、三头肌腱反射，膝腱反射，跟腱反射正常引出，双侧 Babinski 征阴性，踝阵挛及扑翼样震颤均阳性。

【辅助检查】

血常规：WBC 10.79×10^9 /L，NE% 80.41%，HGB 117 g/L。

血生化：K^+ 3.05 mmol/L，P 0.27 mmol/L，BUN 20.94 mmol/L，Scr 776.1 μmol/L，ALB 26 g/L；CRP 188.1 mg/dL，PCT 0.1 ng/mL。

梅毒：梅毒甲苯胺红不加热血清试验阳性（1 ∶ 1），梅毒血清特异性抗体测定阳性，梅毒荧光抗体吸附试验 IgG 阳性，梅毒荧光抗体吸附试验 IgM 阴性。

脑脊液常规：无色透明，总细胞数 15 个 /μL，白细胞数 2 个 /μL，单核细胞正常，多核细胞正常，五管糖 1 ～ 5 管阳性，潘氏试验弱阳性，透明度正常。脑脊液生化：UCFP 12 mg/dL，糖 3.2 mmol/L，氯化物 124 mmol/L。脑脊液 TRUST：阴性。脑脊液 TPPA：阴性。脑脊液 FTA-ABS-IgG：阴性。脑脊液 FTA-ABS-IgM：阴性。

头颅 CT：老年性脑改变。考虑急性胆囊炎、胆囊结石、言语障碍原因待查：代谢性脑病？

头颅 MRI：双侧乳头体、丘脑内侧、中脑、脑桥导水管周围对称性 T_2WI 高信号，DWI 高信号，见图 29-1。

笔记

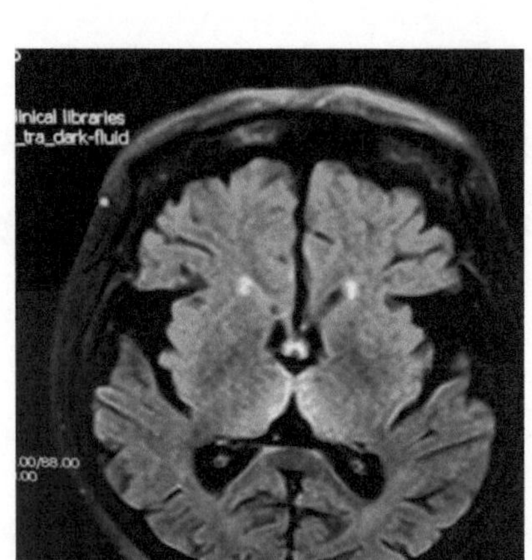

图 29-1 头颅 MRI

【诊断及诊断依据】

诊断：韦尼克脑病，慢性肾病 5 期，规律血液透析，隐性梅毒，急性胆囊炎，胆囊多发结石。

诊断依据：①韦尼克脑病：患者 84 岁，老年女性，既往有胆囊炎病史，近 1 个月因胆囊炎发作，进食欠佳，出现意识障碍，脑脊液检测未提示神经梅毒，结合头颅 MRI 结果，考虑韦尼克脑病诊断成立。②慢性肾病 5 期、规律血液透析：患者规律血液透析 3 年，每周透析 3 次，慢性肾病 5 期、规律血液透析诊断成立。③急性胆囊炎：患者既往有胆囊炎、胆囊结石病史。近 1 个月进食油腻食物后胆囊炎复发，结合查体、超声、血常规结果，急性胆囊炎诊断成立。④隐性梅毒、胆囊多发结石：根据既往病史可诊断。

【治疗经过】

①韦尼克脑病：入院后给予维生素 B_1 200 mg tid 静脉推注。②急性胆囊炎：给予拉氧头孢 + 奥硝唑抗感染，禁食、静脉营养。③慢性肾病 5 期、规律血液透析：继续规律血液透析及慢性肾病一体化治疗。5 天后患者意识清晰，可进行交流。

笔记

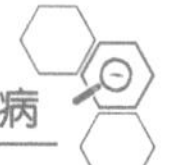

【随访】

3 个月后复查头颅 MRI：双侧乳头体、丘脑内侧、中脑、脑桥导水管周围对称性高信号消失。

病例分析

患者为老年女性，有规律透析 3 年、先天性梅毒病史，近 1 个月有胆囊炎、胆石症发作进食不佳的情况，在此背景下出现以“意识障碍”为表现的精神系统症状，首先需要排除神经梅毒，根据病史其已进行正规驱梅治疗且脑脊液常规生化及梅毒特异性指标均不支持神经梅毒。其次需要排除透析相关脑病，患者规律透析 3 年，从透析处方及透析充分性方面评估不考虑透析相关脑病，脑血管疾病及其他代谢性脑病原因所致意识障碍均无疾病背景。患者头颅 MRI 提供了线索，病灶分布具有特征性，累及双侧乳头体、丘脑内侧、中脑、脑桥导水管等部位，急性期上述区域 T_2WI 高信号。结合透析病史及 1 个月进食不佳，加之维生素 B_1 治疗后病灶吸收，故诊断韦尼克脑病成立。

韦尼克脑病（Wernicke’s encephalopathy，WE）由 Carl Wernicke 于 1881 年首次报道发现，是一种维生素 B_1（硫胺素）缺乏引起的脑病。WE 通常起病隐匿，典型三联征表现为眼肌麻痹、共济失调和意识不清，俗称“WE 三联征”，但典型三联征仅见于 1/3 的患者。最常见的临床表现为精神状态的改变。大多数 WE 患者均合并有各种慢性病甚至处于慢性病晚期，临床诊断困难，诊治不及时可致韦尼克 - 科尔萨科夫综合征或昏迷，甚至死亡。该患者以意识障碍起病，符合韦尼克脑病三联征之一。

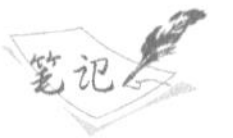

WE 是一个临床诊断，无明确诊断标准。目前已知的最可靠的检测方法为全血或红细胞转酮醇酶活性测定，WE 患者血内酮酸盐含量增高以及转酮醇酶明显降低，但上述检验因技术问题国内多不开展。有条件的可检测血尿硫胺素含量，如减少则支持此病诊断。在部分典型病例中 MRI 具有特异性表现：典型部位表现为双侧丘脑、乳头体、中脑、导水管周围 T_2 和 FLAIR 序列呈对称性高信号；还有一些非典型区域：小脑、脑神经核、大脑皮质 T_2 和 FLAIR 序列呈对称性高信号，阳性率可达 53%，特异性高达 93%。因而临床上认为患者具有维生素 B_1 缺乏和（或）合并有典型三联征中任一一项，则需要高度怀疑 WE。

病例点评

曾经认为韦尼克脑病常见于严重酗酒的情况，然而目前已经认识到还有许多其他重要原因，包括但不限于严重营养不良、胃肠手术、透析、妊娠剧吐、反复呕吐 / 腹泻、长期肠外营养、恶性肿瘤等均可导致此病。当梅毒合并透析患者出现神经系统症状体征时除了考虑常见疾病谱以外，由于患者可能存在多种原因导致的隐性营养素（维生素 B_1）缺乏，故一定不能忽略 WE 的可能。

【参考文献】

1. JANKOWSKA M，RUTKOWSKI B，DĘBSKA-ŚLIZIEŃ A. Vitamins and microelement bioavailability in different stages of chronic kidney disease. Nutrients，2017，9（3）：282.

2. 张琪．Wernicke 脑病的诊断和治疗（附 8 例报告）．医学理论与实践，2009，22

（4）：376-378.

3. ANTUNEZ E，ESTRUCH R，CARDENAL C，et al. Usefulness of CT and MR imaging inthe diagnosis of acute Wernicke' s encephalopathy . AJR Am J Roentgenol，1998，171（4）：1131-1137.

4. MARRA C M. Neurosyphilis. Continuum（Minneap Minn），2015，21（6）：1714-1728.

5. XIAO Y，TONG M L，LIU L L，et al. Novel predictors of neurosyphilis among HIV-negative syphilis patients with neurological symptoms：an observational study. BMC Infect Dis，2017，17（1）：310-321.

（任雯雯　整理）

笔记

病例 30　先天梅毒相关性肾病综合征

病历摘要

【基本信息】

患儿男性，78 天，主因“手足、肛周脱皮伴腹胀 20 天”入院。

现病史：患儿 20 天前开始出现手足脱皮，逐渐发展至肛周，体温正常，伴有腹胀，无呕吐、腹泻，就诊于当地医院，给予益生菌、口服补钙等治疗，患儿病情无好转，脱皮、腹胀逐渐加重，并出现食纳差。3 天前有一过性发热，体温最高 39.4 ℃，无抽搐，无流涕、打喷嚏，后体温自行降至正常。就诊于外院，查血象及 CRP 增高，伴贫血、血小板减低。尿常规示尿蛋白 5+。血生化示低蛋白血症，低钾、低钙、低镁血症。凝血功能示凝血酶原时间、活化部分凝血活酶时间延长，D- 二聚体、纤维蛋白原降解产物增多。心电图示窦性心动过缓，心率 93 次 / 分。胸部 X 线片提示双肺纹理增多。超声心动图示房间隔缺损。立位腹部 X 线片提示肠梗阻。腹部超声提示大量腹水。阴囊超声提示右侧精索鞘膜积液，双侧阴囊壁水肿征象。泌尿系统超声提示双肾增大、回声弥漫性增强。双侧股骨及胫腓骨侧位片提示双侧股骨远段干骺端骨质密度减低，余股骨及胫腓骨骨干可见骨膜反应。梅毒快速血清试验阳性（1 ∶ 8），梅毒特异性抗体阳性。给予禁食、胃肠减压及头孢曲松、白蛋白、磷酸肌酸钠、葡萄糖酸钙、血浆、肝素钙等治疗，后复查腹部 X 线片示肠梗阻较前好转。为进一步诊治来我院，门诊以“先天性梅毒？”收入我科。患儿精神不振，偶有单声咳，无吐沫，昨日排少许绿色大便，小便量减少。

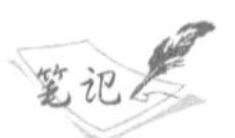

既往史：否认肝炎、结核病史，否认手术、外伤史，否认食物、药物过敏史。

个人史：生于山西，胎龄39周，自然分娩。有类似患者接触史，患儿父母均为潜伏期梅毒患者。

【体格检查】

体温36.1 ℃，脉搏100次/分，呼吸28次/分，血压110/70 mmHg。发育正常，营养中等，贫血貌，神志清楚，精神不振，查体欠合作，全身皮肤黏膜颜色正常，无黄染，皮肤温度正常，皮肤弹性可，手足心、肛周脱皮明显，脱皮处皮肤有红肿、糜烂，腹部可见陈旧性针尖大小出血点，全身浅表淋巴结未及异常肿大。周身水肿明显，头颅无畸形，前囟平，双侧瞳孔等大等圆，对光反射灵敏，口唇略显苍白，双侧扁桃体无肿大，未见脓性分泌物。颈软无抵抗，心律齐，胸骨左缘第三肋间可闻及Ⅲ级收缩期杂音，无明显传导，腹部外形膨隆，未见胃、肠蠕动波，腹部柔软，未触及包块，肝肋下未触及肿大，脾肋下约2.5 cm，质软，边缘锐，表面光滑，腹部叩诊呈鼓音，移动性浊音阴性，肠鸣音正常，3次/分。双下肢水肿明显，四肢、关节未见畸形，活动无受限，生理反射正常引出，病理反射未引出。

【辅助检查】

血常规：白细胞计数 14.05×10^9/L，中性粒细胞百分比39.3%，淋巴细胞百分比49.3%，血红蛋白80 g/L，血小板计数 61×10^9/L，C反应蛋白15 mg/L。

尿常规：尿蛋白（5+）。

血生化：丙氨酸氨基转移酶19.1 U/L，门冬氨酸氨基转移酶35.5 U/L，总胆红素12.2 μmol/L，直接胆红素2.5 μmol/L，总蛋白

38.2 g/L，白蛋白 20.7 g/L，肌酸激酶 689 U/L，肌酸激酶同工酶 17 U/L，钾 2.27 mmol/L，钠 146 mmol/L，氯 113 mmol/L，钙 1.34 mmol/L，镁 0.41 mmol/L，尿素 4.0 mmol/L，肌酐 27.5 μmol/L，血糖 4.66 mmol/L，淀粉酶 7 U/L。甘油三酯及总胆固醇正常。

凝血功能：凝血酶原时间 13.2 s，活化部分凝血活酶时间 40.5 s，D- 二聚体 13 890 μg/L，纤维蛋白原降解产物 108.3 μg/L。

肌钙蛋白＜ 0.05 ng/mL，肌红蛋白 99.4 ng/mL。

乙肝五项：乙肝表面抗体阳性，余均阴性。

梅毒快速血清试验阳性（1 ： 8），梅毒特异性抗体阳性。

心电图：心率 93 次 / 分，提示窦性心动过缓。

胸部 X 线片：双肺纹理增多。

超声心动图：房间隔缺损（继发孔型、小）。

立位腹部 X 线片：腹部外形膨胀。上腹肠管排列形态欠佳，肠管积气扩张伴较宽气液平面。印象：肠梗阻。

腹部超声：未见肠旋转不良及肠扭转，大量腹水，全腹未见阑尾炎及肠套叠征象。

阴囊超声：右侧精索鞘膜积液，双侧阴囊壁水肿征象。

泌尿系统超声：双肾增大、回声弥漫性增强，考虑肾功能不全?

双侧股骨及胫腓骨侧位片：双侧股骨远段干骺端骨质密度减低，余股骨及胫腓骨骨干可见骨膜反应。

【诊断及诊断依据】

诊断：早期先天性梅毒，梅毒骨病，梅毒肾病，先天性肾病综合征，低蛋白血症、贫血（中度），电解质紊乱，低钾血症，低钙血症，低镁血症，肠梗阻，窦性心动过缓，房间隔缺损（继发孔型、小），右侧精索鞘膜积液，血小板减少性紫癜。

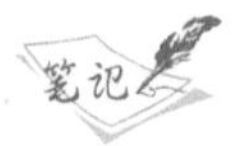

诊断依据：患儿父母均为潜伏期梅毒患者，患儿临床表现为出生后 1 月余出现脱皮，梅毒特异性抗体阳性，考虑诊断为早期先天性梅毒，合并大量蛋白尿、低蛋白血症、水肿，先天性肾病综合征诊断成立，病因考虑为梅毒肾病。

【治疗经过】

入院后给予一级护理，人工喂养，体液、血液隔离，监测生命体征变化。复查立位腹部 X 线片未见肠梗阻征象，第 2 天给予试喂糖水，未见呕吐、腹胀。肝肾功能基本正常。TRUST 1 ∶ 2，TPPA 阳性，梅毒荧光抗体 IgM 弱阳性、IgG 阳性，给予青霉素驱梅治疗。血白蛋白较前下降，给予静脉滴注白蛋白纠正低蛋白血症、呋塞米利尿，电解质提示低钙、低镁、低钾，血糖低，继续补钾、补钙、补镁及补液等治疗。凝血功能较前有改善，纤维蛋白原仍明显降低，给予血浆静脉滴注改善凝血功能。针对贫血，给予红细胞悬液 60 mL 静脉滴注。血气分析提示轻度代谢性酸中毒，给予补液支持。患儿白蛋白进一步降低，考虑水肿主要与尿中大量丢失蛋白导致低蛋白血症有关。复查血常规提示白细胞计数及中性粒细胞增高，C 反应蛋白较前增高，结合其梅毒肾病控制不好，提示梅毒控制不良，给予联合头孢曲松驱梅。患儿尿少，茶色尿，水肿较前无减轻，尿蛋白（5+）。患儿存在高血压、尿少、血尿、蛋白尿、低蛋白血症，考虑不排除梅毒肾病继发肾病综合征可能，加用泼尼松 2 mg/（kg · d），实给予 2.5 mg/ 次、每日 3 次口服治疗，并加用多巴胺 1 μg/（kg · min）静脉泵入改善肾血流，口服氨氯地平 1 mg/ 次、每日 1 次降压，以及硫酸镁静脉滴注扩张血管、降压、补镁治疗。患者水肿进行性加重，肌酐、尿素氮较前升高，考虑存在急性肾损伤，给予血液透析治疗后肾功能好转、水肿明显减轻。继续按疗程驱梅治疗。

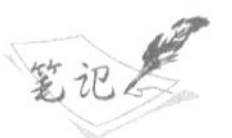

【随访】

2个月后患儿水肿完全消退，无发热，无皮疹，精神好，吃奶好，无呕吐，无腹泻。小便正常。血色素较前回升，尿蛋白阴性。电解质、肾功能及血糖无异常，梅毒 TRUST 1 ∶ 32。

病例分析

妊娠女性体内的梅毒螺旋体传播给胎儿就会发生先天性梅毒。先天性梅毒是重大的公共卫生问题，据估计，全球每年有 100 万例妊娠并发先天性梅毒。先天性梅毒的发病率反映了育龄女性的梅毒感染率。

梅毒的发病率逐渐增加，先天性梅毒也有增加的趋势。诊断先天性梅毒主要靠产后梅毒血清学试验，其中包括非梅毒螺旋体抗原试验和梅毒螺旋体特异性抗体试验。该患儿以上两项结果均阳性，结合皮肤表现，先天性梅毒诊断成立。

先天性梅毒，又称胎传梅毒，是指梅毒螺旋体由母亲经过胎盘进入胎儿血液循环所致的疾病。梅毒引起的脏器损害中，肾脏损害并不常见。先天性梅毒引起的肾脏损害可表现为膜性肾病和系膜增生性肾小球肾炎。先天性梅毒致肾病综合征的平均发病年龄为 2.8 个月。先天性肾病综合征是指在出生时即存在或出生后 3 个月内发生的肾病综合征。

青霉素具有杀灭梅毒螺旋体、缓解梅毒螺旋体造成的脏器损伤的作用。对于 1 月龄以上被诊断为先天性梅毒的患儿，可采用水剂青霉素 G 治疗，静脉给药，每次 5 万 U/kg，每 4 ～ 6 小时 1 次，连用 10 天。继发于先天性梅毒的肾病综合征的主要治疗药物为青霉素，预后较好。

病例点评

该患儿有大量蛋白尿、低蛋白血症、水肿，符合先天性肾病综合征的诊断。先天性肾病综合征分为原发性和继发性，可继发于感染（先天性梅毒、先天性弓形虫病、巨细胞病毒感染等）、溶血尿毒综合征、婴儿系统性红斑狼疮等。该患儿有先天性梅毒，故考虑为先天性梅毒继发先天性肾病综合征。本病治疗原则以驱梅为主，大部分患者经过驱梅治疗，肾脏损害可缓解，在单纯青霉素治疗效果欠佳的情况下，可加用糖皮质激素。

【参考文献】

1. WORKOWSKI K A，BOLAN G A，Centers for Disease Control and Prevention. Sexually transmitted diseases treatment guidelines，2015. MMWR Recomm Rep，2015，64（RR-03）：1-137.
2. SHETTIGAR R，SCHOLLUM J，PUTT T，et al. Renal manifestations of syphilis. Intern Med J，2021，51（7）：1160-1167.
3. KIM Y H，SONG J H，KIM C J，et al. Congenital syphilis presenting with only nephrotic syndrome：reemergence of a forgotten disease. J Korean Med Sci，2017，32（8）：1374-1376.
4. GHANEM K G，RAM S，RICE P A. The modern epidemic of syphilis. N Engl J Med，2020，382（9）：845-854.
5. 中国疾病预防控制中心性病控制中心，中华医学会皮肤性病学分会性病学组，中国医师协会皮肤科医师分会性病亚专业委员会 . 梅毒、淋病和生殖道沙眼衣原体感染诊疗指南（2020 年）. 中华皮肤科杂志，2020，53（3）：168-179.

（赵娜新　整理）

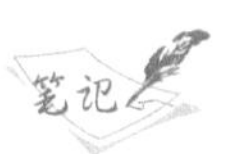